厨房小药方

全家大健康

常 慧 主编

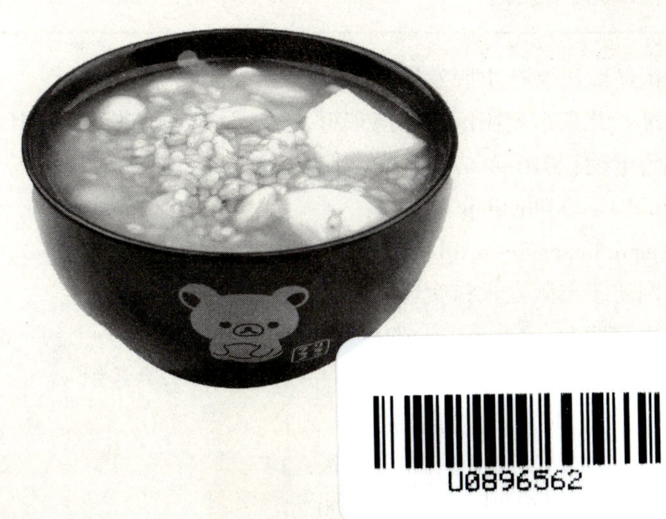

中国纺织出版社

图书在版编目（CIP）数据

厨房小药方 全家大健康 / 常慧主编 .—北京：中国纺织出版社，2015.2

ISBN 978-7-5064-9951-4

Ⅰ.①厨… Ⅱ.①常… Ⅲ.①食物疗法 – 普及读物 Ⅳ.① R247.1-49

中国版本图书馆 CIP 数据核字（2014）第 269593 号

本书参编人员

宿苓 韦杨丽 高阳 高丁 仇国明 邵夕玲 梁山 黄丽娟 郑锦红 秦佳 郑晓玲 刘孙龙 曾宪平 徐文龙 袁伟 罗文杰 郑甜甜 宋建忠

责任编辑：马丽平　　　　责任印制：王艳丽

中国纺织出版社出版发行

地址：北京市朝阳区百子湾东里 A407 号楼　邮政编码：100124

销售电话：010 － 67004422　传真：010 － 87155801

http: //www.c-textilep. com

E-mail: faxing@c-textilep. com

中国纺织出版社天猫旗舰店

官方微博 http://weibo.com/2119887771

三河市宏盛印务有限公司印刷　　各地新华书店经销

2015 年 2 月第 1 版第 1 次印刷

开本：710 × 1000　1/16　印张：14

字数：205 千字　　定价：28.00 元

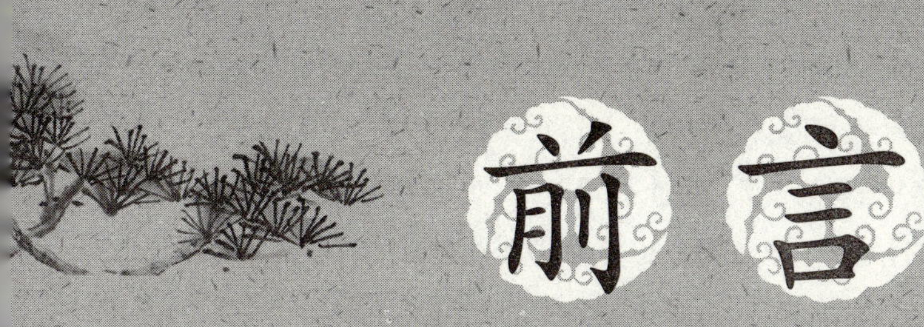

前言

明代医家李时珍在《本草纲目》中写道："饮食者，人之命脉也。"吃，不仅是生命得以维系的最基本的需要，还是生命得以保持活力、保持健康及最大限度延长的关键。可以说，一个人的身体健康与否，与饮食息息相关。

时代不同，对吃的定义也不一样。随着大家生活水平的不断提高，人们更多地讲求吃出品质、吃得有风味；如今，人们对身体健康和养生日益关注，吃出健康显得尤为重要。但是，很多人都陷入了困惑之中，觉得生活水平提高了，我吃得比以前好了，为什么反而不如以前健康了呢？吃也是一门学问，吃得好并不意味着吃得对。

食物是最好的药物，在我国古代医学典籍中，也有"空腹食之为食物，患者食之为药物"的论述，这说明了药食同源，我们每天吃进的美味佳肴，有可能是毒药，也有可能是保证健康、防治疾病的灵丹妙药。仅仅一线之隔，但效果却天差地别，关键就在于是否吃对了。

中医里，食物跟药物一样，也分"四性""五味"。

食物的四性是根据食物进入人体内，作用于脏腑经络之后所发生的反应来划分的，有寒、凉、温、热四种属性，偏性不大的为平性。一般来说，性寒、性凉的食物可清热解渴，能减轻或消除体内热证；而性温、性热的食物可明显地减轻或消除身体寒证。例如，苦瓜性寒，能清热解毒，对于热病或暑热烦渴，以及肝热引起的目赤肿痛有缓解作用；羊肉性温，具有温中暖肾的功效，可补肾强身，改善肾阳不足导致的腹痛寒冷、腰膝酸软。

食物的五味，即辛、甘、酸、苦、咸。辛味即辣味，能散能行，如葱白、香菜能发散风寒、行气活血；甘味即甜味，能补虚，如龙眼肉、红枣能补益脾胃、养血安神；酸味收敛、固涩，如樱桃能滋养肝肾而止泻；苦味可清热泻火、生津液，如苦瓜能清热解暑、解毒；咸味软坚润下、温补肝肾，如海带、紫菜能软坚散结。

食物的“四性”“五味”决定了不同的食物有不同的功能，如果选错食物，很容易导致脏腑功能失调而引发疾病，或加重原有的病情。只有合理地运用食物的“四性”“五味”特性，选对食物，才能让食物在我们身体内发挥最大的养生功效，以扶正固本、调和气血，最终实现强身健体、防治疾病的目的。

食物来自厨房，在厨房中制作完成。药补不如食补，可以说厨房是最好的药房！因此，千万别放过厨房中的任何一种食物，也许看似不起眼的小食物，却能给我们的健康带来很大的助益。

本书针对常见的健康小问题、日常保健、季节、体质和不同人群等，为读者收集整理了一些日常保健的食疗方，简单实用、材料易得。

本书的编写目的是帮助读者朋友建立正确的饮食习惯，了解食疗养生的相关知识，但食物毕竟不是药物，在患上疾病之后，还是要积极咨询医生，并在医生指导下进行治疗，切莫讳疾忌医，延误治疗时机。

最后，祝福所有的读者朋友们身体健康，一生幸福！

编者

2015年1月

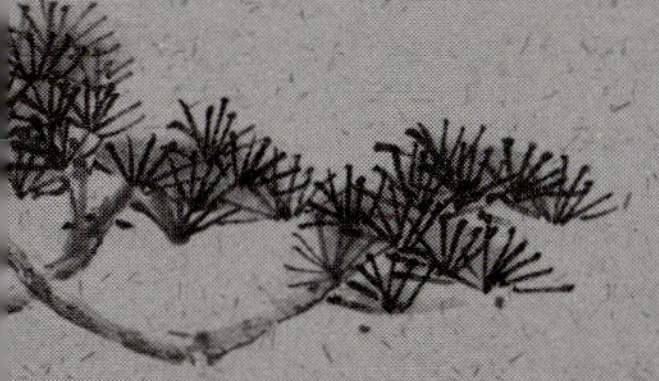
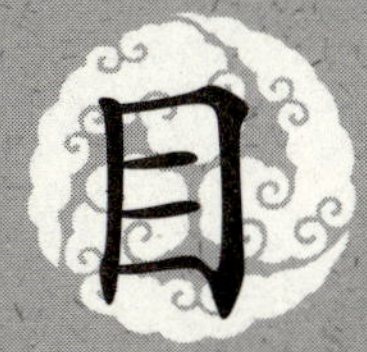
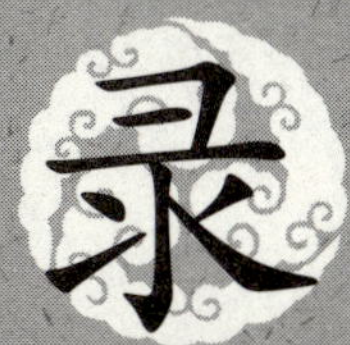

目录

第一章

健康小问题，小方来帮忙

第二章

日常保健方，益寿又延年

第三章

宝宝问题多，妈妈做医生

第四章

女人健康美，只需小成本

第五章

健康看时节，小方离不了

第六章

分清体质，小方巧调理

第七章

食物也是药，方从食中来

第一章

健康小问题，小方来帮忙

生活中，任何人都会遇到一些小病、小痛。因为是“小”病、“小”痛，所以很多人不想因此专门花时间去“麻烦”医生。其实，生活中最常见的食物，只要吃对了，不仅能补充新陈代谢所必须的各种营养素、调节和改善人体的生理功能，还能增强免疫力，帮助身体轻松应对一些小病、小痛。

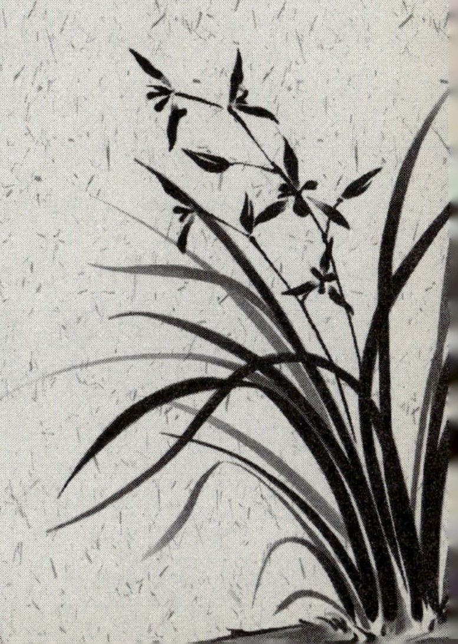

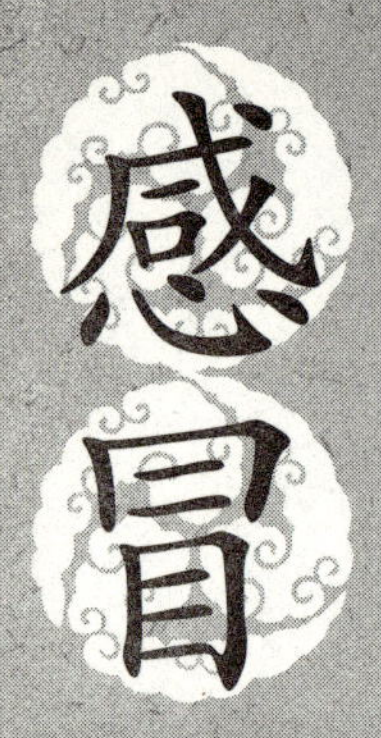

感冒

感冒俗称“伤风”，是一种呼吸道常见疾病，儿童较成人发病率高，体质弱者发病率高，在寒冷季节易流行。从中医角度讲，感冒常分为风热型感冒、风寒型感冒、暑湿型感冒等类型，其中前两种较常见。

感冒虽不算大病，但是如果不及时治疗，可发展或诱发其他疾病，如支气管炎、哮喘等。因此也要及时治疗，配合正确的饮食疗法效果会更好。

主要症状

风寒感冒：无汗、头痛、身痛、鼻塞流清涕、咳嗽、吐稀白痰。风热感冒：有汗、咽喉红肿疼痛、咳嗽、痰黏或黄、鼻塞黄涕、口渴喜饮。

饮食宜忌

饮食清淡，易消化；补充大量水分；多吃蔬菜水果；少吃高蛋白、辛辣食物。

解决办法

风寒感冒者可多食用生姜、葱白、香菜等食物以温中散寒；忌食生冷瓜果及冷饮等，以免加重风寒。

风热感冒者宜多吃油菜、苋菜、空心菜、菠菜等食物以清火泻热；忌食辛辣、热性的食物，如白酒等，以免助热。

暑湿感冒者宜多食茭白、西瓜、丝瓜、黄瓜等食物以清热除湿；除忌肥腻外，还应忌过咸食物，如咸菜、咸带鱼等，因过咸可凝湿生痰，刺激气管引起咳嗽加剧，不利于感冒康复。

生姜红糖饮，改善风寒感冒

▶ 生姜 15 克，葱白 3 段，红糖 20 克。先将生姜片和葱白段一起放入锅中，加水 500 毫升，煮至沸腾，再加入红糖拌匀，趁热服下。

生姜、葱白都属于温性食物，有解表散寒的作用，对风寒感冒有改善作用。

双西清凉汁，缓解暑湿感冒和风热感冒

▶ 西瓜 500 克，西红柿 250 克，分别榨汁后混合调匀，代茶频饮。

西瓜清凉多汁，有利尿除湿、清热生津的作用。西红柿有清热生津、健胃消食的作用。两者搭配，能祛除暑湿、内火，提高食欲。

甘蔗荸荠汤，风热感冒不用怕

▶ 甘蔗 150 克，荸荠 100 克，洗净后加适量水煮汤饮用。

甘蔗、荸荠可以清热生津、泻火排毒，是风热感冒的“克星”。

蒜汁塞鼻孔，让堵塞的鼻子变畅通

▶ 蒜适量，去皮，捣汁。用棉球蘸上蒜汁，塞入一侧鼻孔，3 分钟左右取出，另取新棉球蘸上蒜汁，塞入另一侧鼻孔。早、中、晚各 1 次。

感冒时，用棉球蘸上蒜汁塞鼻孔，蒜的辛辣气味能让鼻子瞬间通畅，鼻塞瞬间被“秒杀”。

鲜生姜足浴方，赶走风寒感冒

▶ 锅中加入适量清水，加生姜片浸泡 5~10 分钟，然后煎煮取汁，候温足浴。每日 2~3 次，每次 15~20 分钟，连续 2~3 天。

用生姜水足浴，能解表散寒，还能促进血液循环，改善风寒感冒引起的鼻塞流涕、头痛无汗等症状。

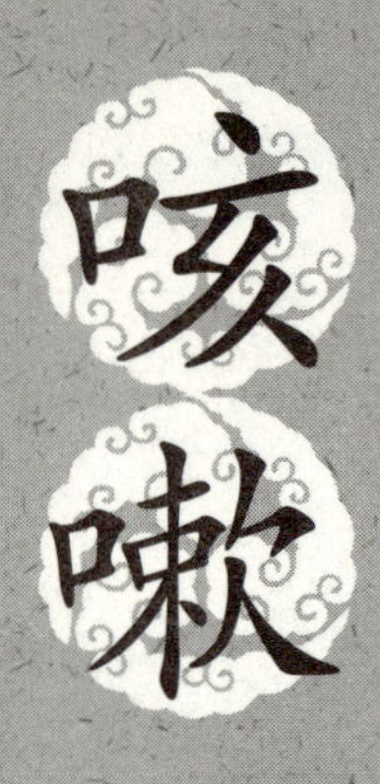

咳嗽

咳嗽是呼吸系统疾病最常见的症状之一，常见于呼吸道感染、急（慢）性支气管炎、肺炎、肺结核等病。咳嗽虽然是气管排出异物的一种保护性措施，但如果咳嗽严重，则一定要及时治疗，否则会引起一系列并发症。

中医将咳嗽分为外感咳嗽和内伤咳嗽。外感咳嗽又分寒咳、热咳，分别是指由风寒、燥热等外邪侵袭而引起的咳嗽，发病急，病程短，常为感冒的症状之一。内伤咳嗽指由腑脏功能失调、内邪伤肺所引发的咳嗽，病情发展缓慢，病程也较长。本书针对较为常见的外感咳嗽推荐食疗方案。

主要症状

寒咳：咽痒，咳嗽声重，痰白而稀，常伴有鼻塞、流清鼻涕。热咳：咳嗽，咳痰、痰黄而稠，并伴有发热、口渴、咽喉肿痛、流黄鼻涕。

饮食宜忌

饮食宜温热、清淡；大量补充水分；多吃蔬菜水果；忌吃辛辣、油腻食物。

冰糖蒜水，散寒止咳好帮手

▶ 蒜2~3瓣，加适量水、冰糖，入锅蒸20分钟左右。趁热服用，每日2~3剂。

蒜性温，味辛，能解毒散寒、祛风祛痰，搭配润肺止咳的冰糖，有散寒、宣肺、止咳的作用。风寒咳嗽初起时，及时饮用冰糖蒜水，可有效防止咳嗽的恶化，缩短病程。

妙用冬瓜皮，清热又止咳

▶ 经霜冬瓜皮15克，洗净，冲入适量开水，闷泡10分钟，代茶频饮。

此方既能清热，又能润肺止咳，是热咳患者的食疗佳品。

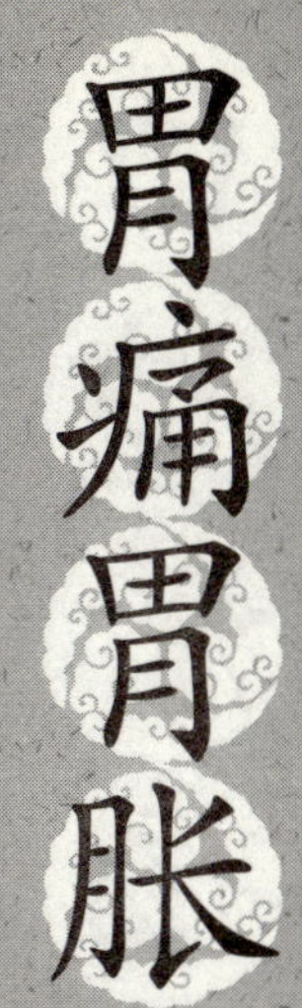

胃痛胃胀

现代人生活紧张、工作压力过大，再加上饮食、起居不规律或经常应酬，很容易患上胃病，出现胃部疼痛、胀满等症状。急（慢）性胃炎及消化道溃疡、胃痉挛、胃神经官能症等都有可能引起胃痛胃胀。

中医认为，胃痛胃胀的发生，多与过度劳累、外感风寒、情志刺激、饮食失调等所致的脾胃不和有关。经常胃痛胃胀的人，平时要注意养成规律的饮食习惯，注意饮食营养，同时还要劳逸结合、保持心情舒畅。

主要症状

胃脘饱胀、疼痛，可能还伴有恶心、呕吐、烧心、嗳气、食欲不振。

饮食宜忌

饮食宜清淡，注意软、温、暖；少吃辛辣刺激、坚硬粗糙的食物；不喝浓茶和浓咖啡；戒烟酒。

解决办法

受凉引起胃痛胃胀，生姜红糖水温胃散寒

▶ 生姜20克，洗净，加适量水和红糖，煮红糖水。每日1~2次，连续饮用3~5天。

受凉引起胃痛胃胀，饮用生姜红糖水能消除吸入胃内的寒气，刺激胃液分泌，缓解胃部不适。

吃得太多胃胀了，吃些山楂助消化

肉类食物吃多了容易消化不良，引起胃痛胃胀等不适，这时可以食用一些鲜山楂。鲜山楂含有的枸橼酸、苹果酸，能促进消化液分泌，促进消化。

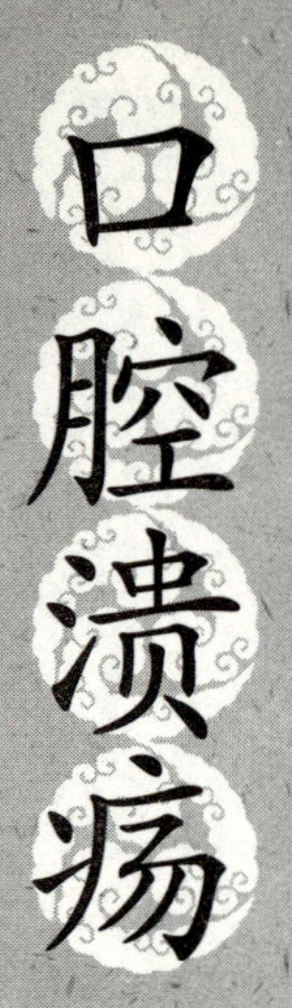

口腔溃疡

口腔溃疡，俗称“口疮”，是发生在口腔黏膜上的浅表性溃疡，从米粒至黄豆大小不等，呈圆形或卵圆形，溃疡面凹陷，周围充血。口腔溃疡发生的部位多为口腔黏膜及舌的边缘，常是白色溃疡，周围有红晕，十分疼痛，特别是遇酸、咸、辣的食物时，疼痛更加厉害。通常，口腔溃疡会在7~10天内自行痊愈，但有的人病情会反反复复，时好时坏，从而影响生活，令人困扰。

中医认为，口腔溃疡主要因情志过激、过度疲劳等引起气郁化火、心火上攻，或久病火热灼阴津而发病。

主要症状

口腔局部有黄白色如豆样大小溃烂点，可单发或多发，疼痛剧烈，常伴有口臭、口干、尿黄、大便干结等症状。

饮食宜忌

饮食宜清淡；大量补充水分；多吃富含B族维生素的食物。

解决办法

口腔溃疡者宜多吃有清心泻火、养阴清热、益气健脾作用的食物。多吃牡蛎、动物肝脏、瘦肉、蛋类、花生、茄子、胡萝卜、白萝卜、白菜、菠菜等富含锌的食物和富含维生素的食物，以促进溃疡面愈合；宜多饮水，至少每日饮1000毫升水，这样可以清理肠胃、预防便秘，有利于口腔溃疡的恢复。同时，要忌吃辣椒、葱、姜等辛温升阳及煎、烤、炸的食物，以免助火上炎，影响口疮愈合。

萝卜鲜藕汁，清热排毒好饮料

▶ 白萝卜、鲜藕各500克。将白萝卜、鲜藕分别洗净，榨汁。1天1~2杯，直至口腔溃疡痊愈。也可以含漱萝卜鲜藕汁，每日数次。

白萝卜性凉，有清热解毒、生津止渴等功效。鲜藕性寒，能清热泻火、润肠通便。两者搭配，清热排毒、养阴生津效果甚佳。阴虚火旺型口腔溃疡者坚持每天饮用萝卜鲜藕汁，能促进体内热毒排出，养阴清热，有利于溃疡面的愈合。

荷叶冬瓜汤，去除“火气”好轻松

▶ 荷叶10克，冬瓜500克，盐适量。将冬瓜洗净，连皮切块，与荷叶一起放入锅中，加入适量水煮成汤，加盐调味即可。佐餐食用。

冬瓜有清热除湿、润肺止咳、利水消肿的功效，荷叶有清热、凉血的作用。两者合用，能清热生津、利尿止渴，促进体内热毒排出，有利于溃疡愈合。

清清甜甜西瓜汁，营养美味功效大

▶ 西瓜半个，挖取瓜瓤，然后打成汁。将西瓜汁含于口中2~3分钟，然后咽下，再含，反复数次。

西瓜汁有利尿作用，能使热气下行，清除体内火气，从而促进口腔溃疡的痊愈。

涂抹蜂蜜，帮助口疮愈合

▶ 将口腔洗漱干净，再用消毒棉签将蜂蜜涂于溃疡面上，涂擦后暂不要饮食。过15分钟左右，可将蜂蜜连口水一起咽下，再继续涂擦，一天可重复涂擦数遍。或者用温水冲泡蜂蜜，然后含漱。

现代研究发现，蜂蜜含有肾上腺皮质激素样物质和抑菌素，有较强的抗菌、消炎、收敛、止痛作用。在溃疡面涂抹蜂蜜，有利于口腔黏膜上皮细胞的修复，从而促进溃疡面愈合。

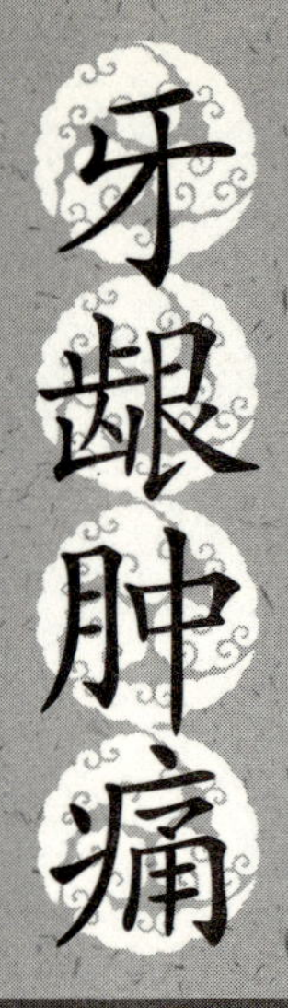

牙龈肿痛

俗话说："牙痛不是病，痛起来真要命。"牙龈肿痛就是这种情况。正常的牙龈是粉红色的，对细菌有很好的抵抗力，但如果牙龈受到细菌的侵袭，就会红肿疼痛、刷牙出血，甚至溢脓。

引起牙龈肿胀疼痛的原因很多，如牙龈炎、牙周炎、龋齿等。经常牙龈肿痛的人，本身存在慢性炎症，当机体免疫力下降、天气干燥、进食辛辣刺激食物时，会刺激身体中的炎症急性发作，出现牙龈肿痛的症状。

主要症状

牙龈呈深红或暗红，肿胀、松软，极易出血，严重的还会溢脓。牙龈肿痛发生时，通常伴有口疮、口腔异味等症状。

饮食宜忌

饮食清淡、松软、易消化；多吃蔬菜水果；多饮水；忌吃辛辣、冰冷、过酸或过甜的食物。

解决办法

胃火上炎导致的牙龈肿痛，宜清热泻火、消肿止痛，可吃荸荠、梨、豆腐、绿豆、苦瓜、白菜、芹菜等清胃热的食物。因肾阴不足引起的牙龈肿痛，宜滋阴降火、补肾固齿，可多吃白菜、枸杞子、山药等补肾阴的食物。

蒜，抗菌消炎好食材

▶ 蒜适量，去皮，捣烂后煨热，敷在肿痛的牙龈部位。每日数次。

牙龈之所以会肿痛，多因受细菌侵袭引发炎症所致，如果炎症消除了，肿痛也就自然消失了。而蒜中所含的蒜素有抗菌消炎的作用，用蒜泥敷肿痛的牙龈，能局部消炎、缓解疼痛。

含漱盐水，杀菌消炎除肿痛

▶ 轻轻刷完牙或吃完东西后，含漱淡盐水 10 分钟左右再吐出。

淡盐水有杀菌消炎的作用，而牙龈肿痛多由细菌侵袭引起。每天坚持含漱淡盐水，消炎除肿的效果很不错。

凉拌苦瓜，清热解毒是好手

▶ 苦瓜 1 根，青椒、红椒、蒜末各适量，盐、醋、香油各少许。将苦瓜洗净后对剖开，除去瓜瓤和白色部分，然后切成丝，入沸水中汆烫 15 秒钟，捞出用冷水冲凉；青椒、红椒要选不辣的菜椒，洗净，去蒂、子后切丝。将苦瓜丝、青椒丝、红椒丝放入盘中，加蒜末、盐、醋、香油拌匀即可食用。

“苦味能清热”，苦瓜性寒，味苦，虽然味道不讨喜，但它是清热解毒的好手，对实热引起的牙龈肿痛、口腔溃疡、便秘等有改善作用。如果上火比较严重，牙龈肿痛十分厉害，可以用苦瓜榨汁服用，清热消肿效果非常理想。

绿豆甘草汤，清热解毒的佳品

▶ 绿豆 100 克，生甘草 15 克。绿豆洗净，与甘草一起放入锅中，加适量水煮至绿豆熟（绿豆不要煮开花，否则影响清热效果），去除甘草。吃绿豆，喝汤。每日 1 剂，分 2 次服完。

绿豆味清热解毒，生甘草泻火解毒，二者搭配煮汤，堪称清热解毒的黄金搭档。天气热、火气大引起的牙龈肿痛者不妨喝喝这道清热解毒汤。

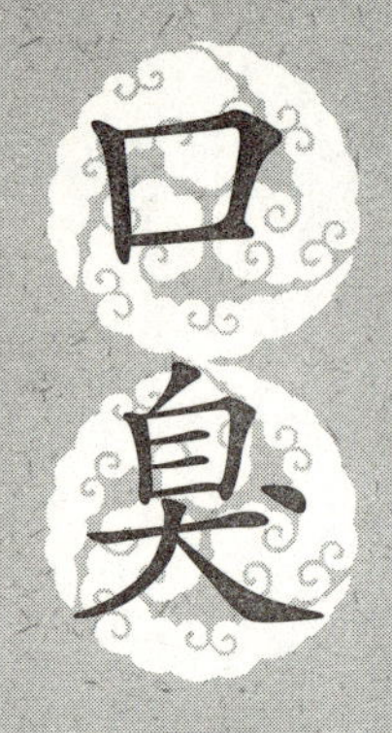

口臭

“口臭不是病，闻起来真要命”，社交生活是人们日常生活的重要组成部分，如果一个人口腔中散发着难闻的气味，不仅让自己尴尬，而且还往往很难与人近距离交往，直接影响了正常的情感交流。

不注意口腔卫生是口臭的最常见原因。不刷牙或不认真刷牙，经常吸烟，不经常清洗义齿都会引起口臭。此外，患有某些疾病也会引起口臭。因此，患上口臭要及时去医院检查引起口臭的原因，对症治疗，这样才能从根本上消除口臭。

主要症状

口中散发出来令人尴尬的难闻气味。

饮食宜忌

饮食宜清淡，吃易消化饮食；多吃蔬菜、水果；多饮水；避免食用煎炸、油腻、荤腥食物；忌吃辛辣刺激食物。

解决办法

用浓茶漱口，让口气清新自然

茶叶适量，冲入沸水泡成浓茶，晾温后用浓茶漱口。每日数次，或是饭后进行。

茶有强烈的收敛作用，时常用浓茶漱口，可减轻和消除口臭。另外，因为茶用沸水浸泡后，茶水中会散发清香气味，而用浓茶漱口，能使口气变得清新。除了用浓茶漱口，还可以口嚼茶叶，也能达到祛除口臭、清新口气的效果。

晨起一杯蜂蜜水，润肠排毒除异味

▶ 取 1 匙蜂蜜，用 1 杯温开水冲服。每天早上起床后，空腹饮用。

蜂蜜有润肠排毒、去腐的功效。每天晨起喝一杯蜂蜜水，可润滑肠道，促进排便，改善便秘情况。便秘是引发口臭的一个重要因素，便秘解决了，因便秘引发的口臭也就自然消散了。

一天一杯柠檬水，口气清新并不难

▶ 每天早上起床后，取柠檬 1~2 片，放入 1 杯温开水中浸泡 5~10 分钟，然后饮用。

柠檬富含维生素 C，常喝柠檬水或吃富含维生素 C 的水果，能使口腔形成一个不利于细菌生长的环境，口腔中细菌减少，口气自然会变得清新。另外，柠檬属于酸味物质，可促进唾液分泌，这对口腔的清洁也是十分重要的。

用薄荷煮粥，让您呵气如兰

▶ 薄荷叶 30 克，粳米 50 克。鲜薄荷叶洗净，水煎取汁；粳米淘净，加适量水煮至米熟，再加入薄荷叶汁，煮沸即可。每日 1¯2 次，每次 1 碗。

薄荷气味芳香，用来煮粥食用，可以消食、下气，对脾胃湿热导致的口干、口苦、口臭等有效。另外，还可以口嚼薄荷叶，能迅速祛除口臭，让口气变得清新。

茉莉花茶，清香馥郁好茶饮

▶ 茉莉花茶、蜂蜜各适量。将茉莉花放入杯中，冲入沸水浸泡 10 分钟，晾温，加入蜂蜜，代茶饮用，然后口嚼茉莉花茶，要慢慢咀嚼，待唾液将茶叶完全分解后咽下。

茉莉花茶具有清热泻火的功效，搭配润肠排毒的蜂蜜，清胃热、润肠排毒的效果不错。在咀嚼的过程中，茉莉花茶的芳香物质被分解出来，能让口气暂时变得清新。另外，茉莉花茶有抗菌消炎的作用，经常口嚼茉莉花茶，能帮助抑制口腔中细菌的生长，对缓解口臭十分有益。

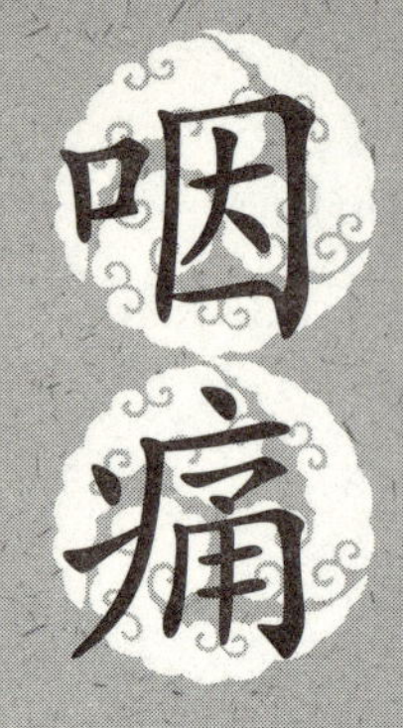

咽痛

咽痛，就是我们经常说的嗓子疼，是口咽和喉部病变的主要症状，感冒、扁桃腺炎、鼻窦炎、百日咳、咽炎以及病毒感染都有可能伴有咽痛。大多数急性咽痛会在数天内自行痊愈，但如果疼痛持续存在或在几天内加重，则需要及时就医。

中医称咽痛为喉痹，咽为胃之关，喉为肺之门，外感之邪入肺易伤喉，饮食不当入胃易损于咽。因此，咽痛者在饮食方面宜遵守润肺生津、清热泻火、滋阴养胃的原则。

主要症状

咽部红肿，有异物感，吞咽困难，严重者不吞咽时也有疼痛感。部分咽痛伴有发热、咳嗽、口干等症状。

饮食宜忌

饮食清淡、软烂、易消化；多吃能清热润喉、柔嫩多汁的食物；多吃蔬菜、水果；少吃性质温燥及辛辣的食物；避免吃过于油腻的食物；忌吃过甜、过冷或过热的食物。

解决办法

多吃具有润肺润喉、清热泻火、养胃阴的食物，如荸荠、莲藕、西瓜、梨、百合、莲子、银耳、白萝卜、莴笋、冬瓜、菊花等。

肺热咽痛不用怕，胖大海来帮忙

▶ 胖大海4枚，放入杯中，冲入沸水浸泡10分钟左右。代茶饮用。

胖大海性寒，味甘，具有开肺气、清肺热、清肠通便、利咽解毒等功效，自古以来就是“开音治喑”的良药，对痰热咳嗽、肺热声嘶、咽喉肿痛等有改善作用。肺热咽痛者常喝胖大海茶，可清肺热、利咽喉，促进疾病的痊愈。但是胖大海性寒，脾胃虚寒、大便溏泻者要少用。

西瓜皮菊花汤，润喉止痛效果佳

▶ 西瓜皮60克，野菊花10克，冰糖20克。将西瓜皮洗净，和野菊花一起放入锅中，加入适量水煎10分钟，加冰糖调味即可。每日1剂，分2次服完。

西瓜皮可是“大宝物”，它能清热解暑、止渴生津、通利小便；野菊花能清热解毒、平肝泻火。这道汤甘甜清润，十分适合咽痛者饮用。

咽痛喝荸荠萝卜汁，治标又治本

▶ 荸荠、鲜白萝卜各500克。将荸荠洗净去皮，鲜白萝卜洗净切块。二者一同放入榨汁机内榨汁。每日饮汁数小杯，连服3~5日。

荸荠和白萝卜都是清热祛火、开音化痰的佳品。另外，秋冬常常感到口干舌燥、咽痒不适，适量喝荸荠萝卜汁，可有效改善这些症状。

薄荷牛蒡饮，芳香又润喉

▶ 薄荷3克，牛蒡子10克，蜂蜜适量。将牛蒡子放入锅中，加入适量水煎取药汁，后放薄荷叶，续煮5分钟，放温后加入蜂蜜调味。代茶饮用。

薄荷清凉，带有淡淡的香气，入喉的时候会让咽喉感觉舒服。另外，薄荷性凉，味辛，具有疏风清热、清利咽喉的功效，搭配疏风散热、利咽止咳的牛蒡子和滋阴润燥、止痛解毒的蜂蜜，能帮助肺热咽痛者从根本上解决咽痛的问题。

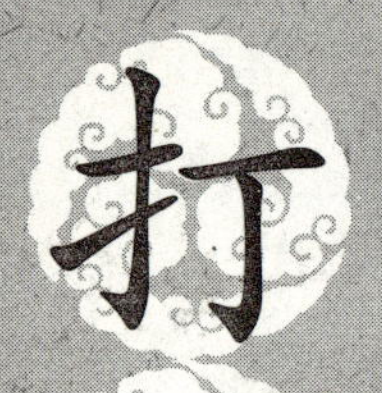 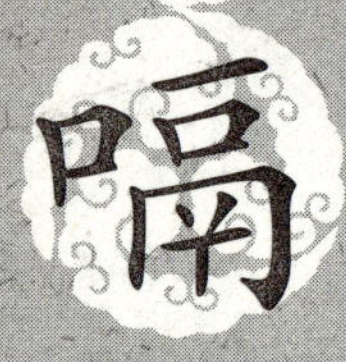

打嗝，即中医里所说的“呃逆”，是一个很常见的生理现象，由横膈膜痉挛收缩引起。需要注意的是，打嗝与打饱嗝是不一样的。打饱嗝又称嗳气，正常人吃完饭后，尤其是吃得过饱时会打饱嗝。

身体健康的人饮食过快、过饱，吃进过热或过冷的食物、饮料，或者过度饮酒、吸烟等，都有可能出现打嗝，但这种打嗝属于一次性呃逆，持续的时间较短，在不知不觉中自愈，对身体没多大害处。但打嗝的时间如果持续太长，会损耗人的体力，影响到工作和生活。如果打嗝频繁或持续24小时以上，有可能是某些疾病引起的，需要引起重视。

主要症状

喉间呃呃连声，声音短促，频频发出，不能自制。

饮食宜忌

饮食有节；避免过于生冷的食物；多吃温胃食物；打嗝时多喝水。

解决办法

温开水搭配弯腰动作，温暖膈肌赶走打嗝

▶ 打嗝的时候，喝几口温水，慢慢咽下，并做弯腰90°的动作10~15次。

喝温水，能从内部温暖胃和膈肌。弯腰时，膈肌得到了按摩，痉挛得到缓解。

姜醋红糖水，让呃逆消失于无形

▶ 生姜60克，醋、红糖各适量。生姜洗净，切片，放入醋中浸泡1天。用时取姜3片，加红糖，用沸水泡5分钟即可。缓缓饮用。

打嗝时缓缓地服用热气腾腾的姜醋红糖水，有温中和胃、降逆止呕的作用，能祛除郁结在胃中的寒气，让胃“温暖”起来，从而使打嗝停止。

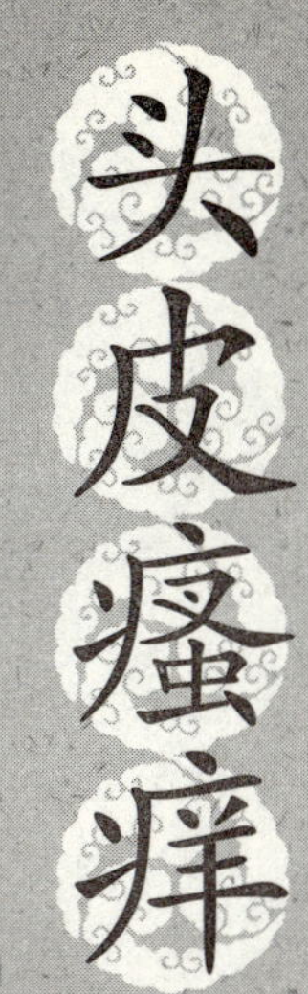

头皮瘙痒

头皮屑多、头皮瘙痒的现象很常见，很少有人重视它。但当您的头皮屑如雪花一般飞扬时，不仅影响美观，还会让人感到不舒服。还有的人，很注重自身卫生，每天都洗头，但头皮屑多、头皮瘙痒的情况仍无法改变，而且不抓又奇痒难耐。

头皮瘙痒多是因为真菌感染引起。而引起头皮屑的原因有很多，如分泌过多的皮肤油脂与灰尘等混合，变干了以后就变成了头皮屑；用脑过度、睡眠不足、精神紧张等都有可能促使头皮屑生成，引起头皮瘙痒等。当遭遇到头皮屑多、头皮瘙痒的困扰时，要找出原因，对症用药。

主要症状

轻者头皮有痒感，严重者瘙痒难耐使人用手抓挠，甚至产生血痂，头皮瘙痒者常同时伴有头皮屑。

解决办法

饮食宜清淡，少吃刺激性食物；保证睡眠；选择适合自己发质的去屑洗发水。

啤酒也能当香波，轻松洗去头皮屑

洗头前准备适量啤酒，先将头发用啤酒弄湿，过 15 分钟后用清水冲洗干净即可。每天早、晚各 1 次，7 日为 1 个疗程。

用啤酒洗头，不仅可以去除头屑，还可以止痒、杀菌。另外，啤酒中富含的 B 族维生素、蛋白质等营养物质，对头皮的养护十分有益。

自制姜醋洗头水，也能止痒去头屑

生姜适量，切片，入锅加适量水煮沸，然后去掉姜片，将水晾温，加入少许醋，然后把洗干净的头发放进入水中揉搓。每周 3 次，宜长期坚持。

用生姜醋洗头发，可以促进头部血液循环，消炎止痒。而醋也有很强的杀菌作用，对头皮能起到很好的保护作用。

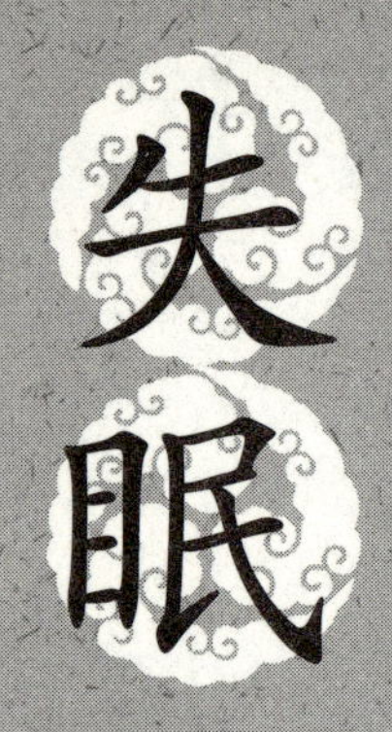

失眠

失眠又称睡眠障碍，是以经常不能获得正常睡眠为特征的一种病症，也是亚健康状态的表现之一。偶然的失眠不必治疗，经自我心理调适后大多能改善。但如果是长期失眠，易令人头晕脑涨、精神萎靡、倦怠无力、食欲不振、注意力不集中、记忆力减退、健忘怔忡等，给正常生活带来很大的影响。

引起失眠的原因有很多，如睡眠不规律、情绪波动、精神压力过大等。在中医中，失眠又称为不寐，多由心情郁怒、精神紧张或病后脏腑功能失调所致，可分为阴虚火旺、心脾两虚、心肾不交等类型。

主要症状

入睡困难，夜间多醒或多梦，凌晨早醒，常伴有头晕、乏力、健忘、烦躁易怒等症状，严重者面色萎黄或苍白，身体消瘦。

饮食宜忌

饮食宜清淡滋补；多吃蔬菜水果；晚餐吃得少；睡前宜喝温牛奶；避免睡前大量饮水；多吃养心食物；忌吃辛辣、胀气食物。

解决办法

阴虚火旺的失眠者宜多吃清热除烦、养阴安神的食物；心脾两虚的失眠者宜多吃养心补脾的食物；心肾不交的失眠者宜多吃养心补肾的食物。

用莲子心泡茶，清除心火治失眠

▶ 莲子心 15 克。用莲子心泡茶，频饮。

莲子心有清心火、止遗精的功效，经常饮用莲子心茶，可清热泻火、宁心安神，非常适宜心肾不交、阴虚火旺两型失眠者。

温服百合粉，安眠又养颜

▶ 取干百合12克，研成粉末，早、晚用温水冲服。

百合性微寒，入心经，有清心除烦、宁心安神、养阴润肺的功效。阴虚火旺型失眠者宜坚持长期温服百合粉，以消除心火、改善睡眠。

每天一碗莲子红枣粥，健脾养心好气血

▶ 莲子、红枣各20克，粳米100克。将莲子、红枣洗净，粳米淘洗干净，一起放入锅中，加入适量水煮成粥即可。每日一碗，佐餐食用。

红枣具有补脾益气、养血安神的功效，对心脾两虚导致的失眠有缓解作用，同时还能补铁养血，让人面色红润。莲子具有养心安神、补脾益肾的功效，非常适合心脾两虚失眠者，尤其睡眠不实、夜寐多梦症状明显者。

小酌核桃酒，温肾补虚助睡眠

▶ 核桃仁5个，白糖30克，黄酒50毫升。将核桃仁捣烂成泥，与白糖一起放入锅中，加入一碗水，然后注入黄酒，小火煎30分钟。每日1剂，分2次服用。

肾虚型失眠者食疗时宜温肾补虚。中医认为，核桃仁具有补肾固精、温肺定喘等功效。每天小酌1杯核桃酒，不仅可以温肾补虚，还能改善因肾虚而导致的五心烦热、失眠多梦等症状。

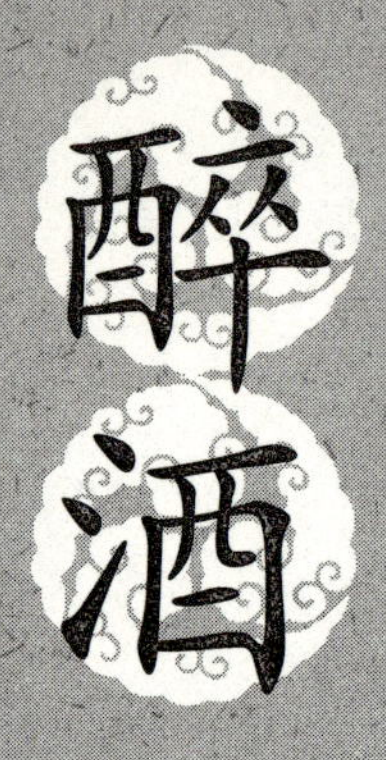

醉酒

醉酒指喝醉了酒的状态，就是我们平时说的“喝多了”。医学上把醉酒称为急性酒精中毒，是由于一次饮入过量的酒精或酒类饮料，引起的中枢神经系统由兴奋转为抑制的状态。

醉酒的时候往往头痛难耐，各种能力低下，自我抑制能力丧失，严重的第二天还会出现头晕目眩、头痛、胃肠不适、恶心呕吐等症状。即使将精力投入到工作中，身体也无法恢复到正常的状态，精神也无法完全集中。醉酒害处如此多，最重要的还是做到平时饮酒有节制、不酗酒。

主要症状

大脑神经麻痹、各种能力低下，头痛、头晕，爱说话、说胡话、口齿不清，走不稳、乱跑，呕吐，有的烂醉如泥，不省人事。

解决办法

工作上的应酬、亲朋好友相聚，喝酒可以助兴、加强情感沟通，但应尽量少喝。避免空腹喝酒，在喝酒之前要适量吃些蛋白质、维生素含量高的食物，胃里有食物作为铺垫，就能减少酒精对肠胃的伤害。如果喝多了，可以喝果汁或热汤，以减轻醉酒的症状，或者食用水分多、有利尿作用的水果，让酒精通过尿液排出体外，达到解酒的目的。

酸酸甜甜的葡萄也是解酒的好手

葡萄中含有丰富的酒石酸，这种物质能与酒中的乙醇相互作用形成脂类物质，从而达到解酒的目的。饮酒前适量吃些葡萄，可以预防醉酒。醉酒之后喝葡萄汁，能帮助醒酒。

醋腌大白菜，爽口又解酒

▶ 大白菜、醋、白糖各适量。大白菜切长条，用醋腌5分钟，加白糖拌匀。佐餐食用。

大白菜富含分解酒精必需的维生素，醋和酒能在体内形成乙酸乙酯，从而达到解酒的效果。建议在喝酒前或喝酒时吃一些糖醋菜，能帮助预防醉酒。

醉酒第二天感觉胸闷，吃1~2根香蕉

相信不少人会有这样的感受，醉酒后的第二天，觉得头晕、胸闷，好像酒没有醒透似的。这时，可以吃1~2根香蕉。香蕉富含糖分，能增加血糖值，再使酒精在血液中的浓度降低，缓解胸闷的症状。

酒后适量喝酸奶，保护胃黏膜

亲朋好友相聚，性格豪爽的人总免不了要豪饮一番。建议在喝酒之后，适量喝一些酸奶。酸奶具有保护胃黏膜的作用，能延缓胃肠对酒精的吸收。

酒后多喝西瓜汁，利尿排“酒”好方法

西瓜汁又被称为“天然白虎汤”，是中医的经典名方。西瓜汁具有利尿的功效，酒后饮用西瓜汁，能加速酒精从尿液中排出，这样能避免酒精被机体吸收而引起全身发热。另外，西瓜汁具有清热泻火的功效，能帮助身体降温。

冻疮

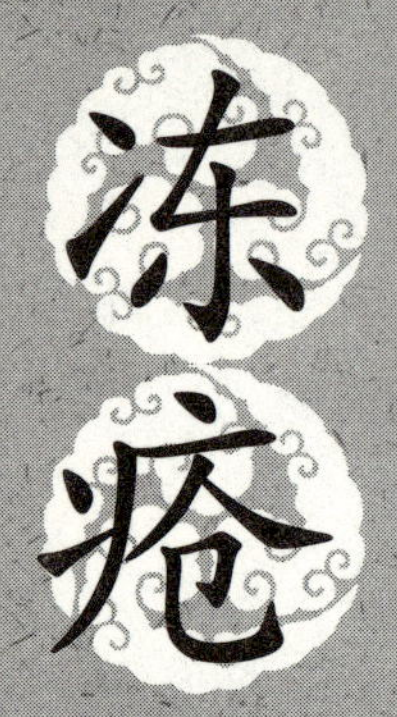

冻疮是冬季的常见病，好发于手、足、耳等暴露部位。冻疮刚开始出现时，患部的皮肤呈苍白色，有麻木冷感，继而出现水肿或青紫。严重的会形成瘀斑，让人有灼热、痒、痛等感觉，而且局部还会出现水疱，如果没有细菌感染，冻疮部位会逐渐干枯，结成黑痂，几天之后就会脱落而痊愈。有的人冻疮很严重，伤口愈合较慢，等天气变暖时才能痊愈。

主要症状

患处皮肤苍白、发红、水肿、发痒热痛，有肿胀感。症状严重的可出现紫血疱引起患处皮肤坏死、溃烂、流脓、疼痛等。

饮食宜忌

使用药物外敷，以活血通络；饮食上宜吃温热之品，忌吃寒凉食物及生冷蔬菜；注意加强营养，保证热能的供给。

解决办法

萝卜水洗脚，预防冻疮有效果

每年冬季即将来临时，去市场买几斤白萝卜回来。将萝卜洗净后切成块，放入锅中加入适量清水煮至萝卜稍烂，然后将萝卜捞起拌调料食用，剩下的萝卜水用来泡脚。洗脚时，萝卜水的温度要略烫，泡脚 10~20 分钟。泡脚之后，用毛巾擦干脚部，然后用手反复搓擦易生冻疮的部位。1 个星期泡脚 2~3 次，要坚持 3~4 个星期。如果易生冻疮的部位在手上，也可以用萝卜水来泡手，擦干后反复揉搓双手。

用热水泡脚，再反复搓擦，能锻炼局部血管的收缩和扩张功能，促进血液循环，进而有效预防血管痉挛，预防冻疮的发生。如果已经患上冻疮，则不宜用热水浸泡，否则易使血管膨胀，加重冻疮部位的肿胀。

小小生姜片，促进血液循环改善冻疮

▶ 生姜1块，煨热，然后切开擦拭冻疮部位。每日2次，每次擦10分钟左右。

一般冻疮部位的血液循环都不太好，而用煨热的生姜擦拭，能有效地改善冻疮部位的血液循环，改善局部血管痉挛现象，从而起到预防和改善冻疮的效果。需要注意的是，如果冻疮部位已经溃烂，则不宜使用这个方法。

原来蒜也是防治冻疮的良药

▶ 蒜1头，去皮，放蒸锅中蒸熟后取出，在长冻疮的部位来回涂擦，直至蒜瓣搓碎揉烂不能再用为止。每日擦拭3~4次，一般擦拭1~2天就能使冻疮痊愈。

用蒜擦拭患有冻疮的部位，能促进局部血液循环，祛除局部血瘀，从而促进受冻皮肤的修复。蒜还有杀菌抗炎的作用，用蒜擦拭能预防冻疮部位感染。另外，冻疮反复发作，要注意预防。在即将入冬的时候，可以将紫皮蒜捣成泥，敷在患过冻疮的部位，用消毒纱布包扎好，24小时后洗净，隔2天捣蒜再敷，一般敷3次就能有效预防冻疮的发生。

蛋黄油，鸡蛋的精华，治冻疮溃烂的能手

▶ 鸡蛋数个，连壳煮熟后剥壳，去除蛋白，取出蛋黄放在铁勺上，用小火烤熬，使蛋黄油析出。然后取蛋黄油敷患处，用消毒纱布包扎好，一般3~4天后溃烂处即会愈合结痂。

蛋黄油含有丰富的维生素A、维生素D和卵磷脂等，这些物质对人体皮肤的再生和代谢有着重要作用，对轻微烫伤、皮肤破损、冻疮溃烂等有改善作用。

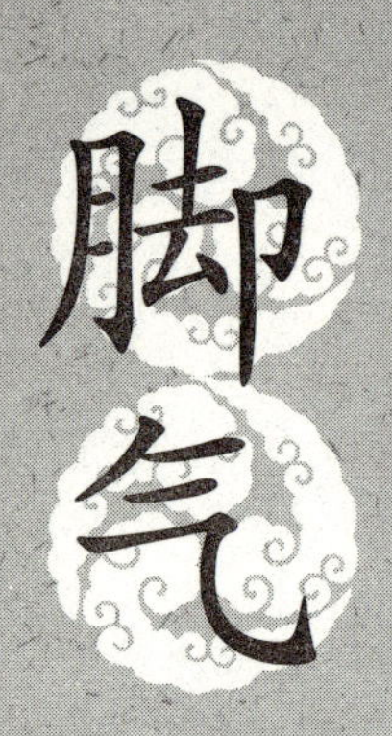

脚气

脚气即足癣，是由于脚部不能保持干燥，感染真菌引起的皮肤病，发病时脚部趾掌面痛痒交加，甚至会起水疱、溃烂，影响到脚部的行动。脚气通常带有臭味，而且有较强的感染性，不仅令患者自身感到尴尬，还会给身边的人带来隐患。

有的人对脚气不够重视，治疗不及时，这会给真菌蔓延到其他部位提供机会，导致患上手癣和甲癣。皮肤被抓破后，还有可能继发细菌感染，引起严重的并发症。因此，患有脚气后要及时治疗，杀灭真菌，让自己的脚部清清爽爽。

主要症状

脚趾间起水疱、脱皮或皮肤发白湿软、糜烂，或皮肤增厚、粗糙、开裂，可蔓延至脚底及脚背边缘，瘙痒剧烈。

饮食宜忌

饮食宜清淡；多吃新鲜蔬菜和水果；忌鱼、蟹、虾等海鲜；忌辣椒、芥末等发物；忌烟酒。

解决办法

去医院看脚气，医生一般会开达克宁等西药给患者，达克宁是治疗脚气真菌的灵药，一擦就见效，但如果停药，几天后脚气又会复发，不少患者因此觉得脚气横竖会复发，于是放弃治疗。其实，我们经常吃的食物有不少可以抗菌消炎，只要正确使用，就能达到控制脚气的良好效果。俗话说“罗马不是一日建成的”脚气也不是一日可清除的，因此，不论采用哪种方法消灭脚气，都需要长期坚持。

另外，在治疗脚气的同时，还要注意保持脚的清洁与干燥。每天用温水洗脚，洗完脚后擦干脚趾间水分。尽量穿通风透气性能好的鞋以及易吸汗的纯棉袜子，鞋袜、毛巾要定期消毒，这样才能保证脚的卫生，预防脚气的复发。

生姜 + 盐 + 陈醋，灭菌消炎效果有保证

▶ 生姜 20 克，盐 10 克，陈醋 20 克。生姜洗净，放入锅中，加入盐和适量清水，煮沸后转小火再煮 10 分钟，然后把水倒入洗脚盆中，晾至脚能接受的温度，然后加入陈醋搅匀。用生姜陈醋盐水泡患有脚气的脚 30 分钟。每日 1 次，一般 3~7 次脚气就会好转，但要让脚部皮肤恢复正常，应坚持 1~2 周。若要保证不经常复发，最好坚持 1 个月以上。

生姜、盐、陈醋都有良好的杀菌效果，三者合用，杀灭真菌的效果十分理想。但是，脚上的真菌尤其是藏在脚趾缝里的，短时间内无法完全清除，因此，使用此方需要有耐心，即使脚气表面上看起来好了，但仍需要长期坚持。另外，没有足癣、只有脚臭的人，也可以试一下这个方子，效果也不错。

别忘了，蒜也能抗炎杀菌

▶ 紫皮独头蒜适量，去皮，洗净，捣烂成泥，绞取汁液。先用温水将脚洗净，擦干水分，然后在脚趾间有脚气处涂抹蒜汁。早、晚各 1 次，坚持 1 个月。

蒜中的蒜素对皮肤真菌有较强的抑制作用，因此用蒜汁涂抹脚气部位，能有效抗炎杀菌，除去脚气。但蒜汁对皮肤有轻微刺激作用，少数患者局部受刺激可能起水疱，此属正常反应，停用后可自行消退。

脚趾间糜烂不用怕，试试外敷蒜花椒糊

▶ 蒜 5~6 瓣，花椒 10 粒。花椒炒焦后，碾压成粉，然后和蒜一起捣成糊状。先用温水将脚洗净，擦干水分，然后将蒜花椒糊敷在长脚气的地方，20~30 分钟后，看到蒜花椒糊上出现黄水时即可洗去。隔日 1 次。

蒜搭配花椒，有良好的抗菌效果，能有效杀灭脚部的真菌，对因脚气导致的脚趾间糜烂或鳞屑的效果十分理想。

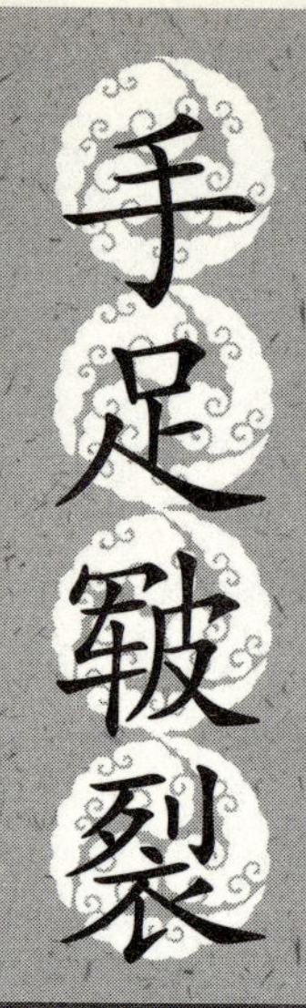

手足皲裂

手足皲裂，又称为手足破裂、皲裂伤口等，是手、足部皮肤由于各种原因所致的皮肤干燥和线状裂隙的一种疾病，是一种常见的皮肤病。好发于皮肤角质层厚或经常摩擦的部位，如指屈面、手掌、足跟、足跖外侧等。手足皲裂起初几乎无任何感觉，但随着皲裂的深度和范围发生变化，会出现轻度刺痛或中度触痛乃至灼痛。皲裂的范围越深越广，痛感就越强。

中医认为，本病是因外感风寒，引起机体气机不调，血脉运行不畅，四肢末端筋脉失养，逐渐枯槁变脆，反复摩擦或牵引而成。因此，日常调理时应以濡养润燥为宜。

主要症状

手、足部皮肤非常干燥，出现线状裂缝，严重的裂缝中可出现渗血，同时伴有刺痛感，刺痛感的轻重与皮肤开裂程度有关。

解决办法

鸡蛋黄熬油，促进皲裂皮肤愈合

▶ 鸡蛋黄 4 个，用小火熬煎成油。用鸡蛋黄油涂抹患处。

鸡蛋黄油具有润泽皮肤、促进皮肤再生的功效，非常适合皮肤干燥、皲裂的人用来湿润、保护皮肤。

白及粉，缓解皮肤皲裂出血

▶ 白及粉适量，植物油少许。将白及粉与植物油混合均匀，然后涂抹于皲裂处。

白及具有止血生肌的功效；油脂具有滋润皮肤的作用。用植物油调和白及粉，然后涂抹皮肤皲裂处，能缓解皲裂部位的出血症状，还能促使皮肤再生，促进皲裂部位的愈合。

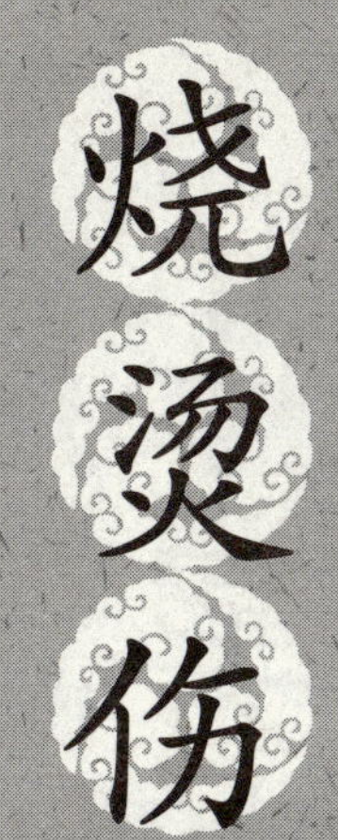

日常生活中，如果不注意，难免会被沸水、滚粥、热油、热蒸汽等烫伤。对于某些烧烫伤，如果及时处理，不仅可以减轻疼痛，还能使烧烫伤所导致的后果不至于太严重。

烧烫伤重在预防，平时要注意用火安全，当需要处理沸水、滚粥时，要注意做好防护措施。如果遭遇轻中度的烧烫伤，要保持镇定，迅速远离导致烧烫伤的物品，并及时对伤口进行处理，同时要及时去医院就诊。烧烫伤未痊愈之前，要忌食辛辣、肥甘、鱼腥之品，以免助火上炎而不利于伤口愈合。

主要症状

轻度烧烫伤：伤及表皮层，受伤的皮肤发红、肿胀，觉得火辣辣地痛，无水疱出现。中度烧烫伤：伤及真皮层，烧烫周围红肿、发热，疼痛难忍，有明显水疱。重度烧烫伤：伤及全层皮肤，烧烫部位皮肤较黑、坏死。

解决办法

如遇到烫伤，应立即将除去烫伤部位衣物，将肢体浸泡在冷水中，直到疼痛消失为止，若烫伤严重，需要在伤处先覆盖毛巾或消毒纱布，再进行冲洗；处理烧烫伤创面时，可先用清水洗净伤处周围健康皮肤，再用0.1%新洁尔灭液或75%酒精擦洗消毒。

意外遭烫伤，芦荟帮大忙

当不小心被烫伤，在没有专用治疗烧烫伤药的前提下，先用冷水反复冲洗烫伤皮肤表面，然后取适量芦荟，捣烂绞汁，将芦荟汁涂抹在烫伤的皮肤上。

烫伤后涂抹芦荟汁，能抗菌消炎，促进皮肤再生。当然，这只适用于轻中度的烫伤，临时处理后仍需及时到医院就诊。

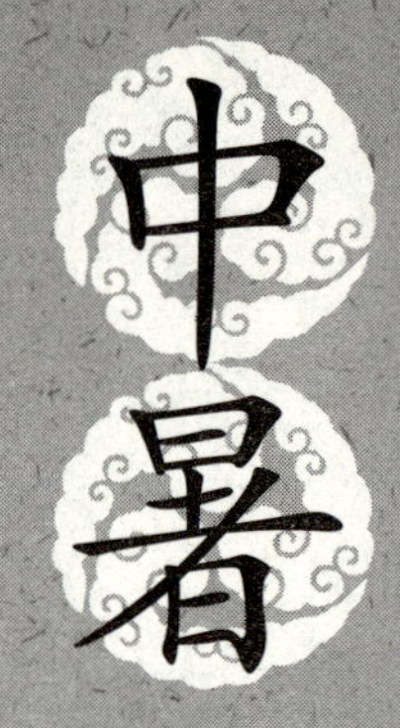

中暑是指在高温和热辐射长时间作用下，机体体温调节中枢出现障碍，水、电解质代谢紊乱及神经系统功能损害症状的总称。中暑多发生在夏季。颅脑疾病的患者，耐热能力差的老人、小孩及孕妈妈、产妇等，最容易发生中暑。

根据临床表现的轻重，中暑可分为先兆中暑、轻症中暑和重症中暑。不论是哪种程度的中暑，都要及时处理，以免症状加重而引发严重的后果。中医将中暑分为阳暑、阴暑，每个人的体质和中暑的环境不同，表现也不完全相同，需要辨证论治。

主要症状

阳暑：头晕、全身乏力、口渴、头痛、大汗、面色发红、体温升高等。阴暑：发热、头痛、无汗、怕冷、关节酸痛、昏昏欲睡、全身无力、食欲不振、腹痛、腹泻等。

饮食宜忌

饮食清淡、营养全面；适量补水补盐；多吃“苦味”食物；多吃蔬菜水果；不宜过多食用冷饮冷食；避免吃过于油腻的食物；忌吃辛辣食物。

解决办法

苦瓜绿茶，“苦味”食物助您过“苦夏”

▶ 苦瓜1根，绿茶适量。将苦瓜上端切开，挖去瓜瓤，装入绿茶，把苦瓜挂在通风处阴干，然后取下洗净，晾干水分，连同茶叶切碎，混匀。用时每次取10克，用沸水冲泡，加盖闷30分钟。代茶频饮。

“苦味”食物具有清热除湿、清心除烦、醒脑提神等作用，常吃有利于调节身体阴阳平衡，预防中暑发热、心烦口渴等，帮助您安然度过“苦夏”。

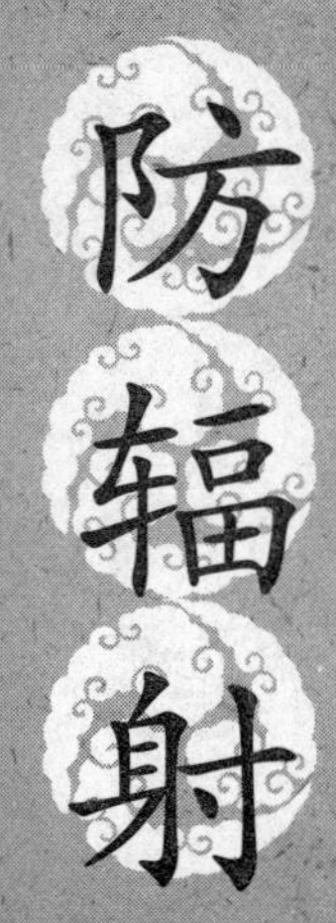

防辐射

现代人用电脑、手机等电器的频率越来越高，而长期接触这些电器难免会受到辐射，对人体产生危害。尤其是那些必须与电脑打交道的上班族，整天对着电脑，更要警惕电脑辐射。

为对抗电脑辐射，除了缩短每日和电器“亲密接触”的时间外，还应在饮食上稍加注意，利用生活中常见的食物抵抗辐射。

主要症状

有眼睛疲劳、流泪、食欲不振、咽喉痛、咳嗽、胸闷等症状，甚至行动迟缓，记忆力衰退。

饮食宜忌

饮食清淡；多吃新鲜的蔬菜、水果；多吃富含抗氧化活性物质的食物；多吃具有排毒作用的食物；适量饮用绿茶；及时补充水分；避免食用辛辣厚味食物。

解决办法

每天 1~2 个猕猴桃，给皮肤穿上“防弹衣”

电脑、手机等辐射会令身体因为氧化而产生大量的自由基，进而影响身体的新陈代谢。因此，防辐射最好的办法就是提高身体的抗氧化能力，消灭自由基。而猕猴桃富含抗氧化活性物质，每天吃 1~2 个猕猴桃，相当于给皮肤穿上了一层“防弹衣”，能减轻辐射导致的过氧化反应。

鼠标手

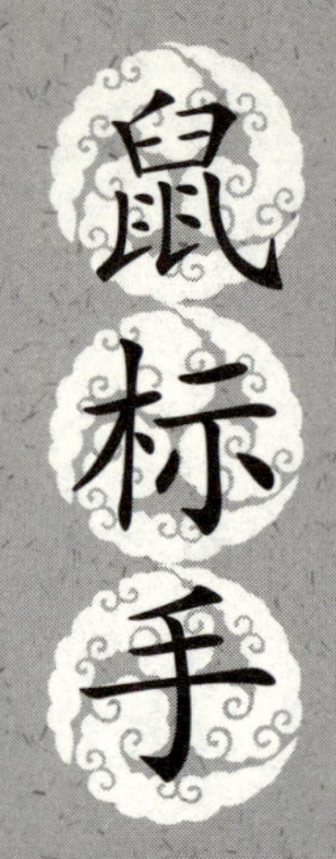

很多用电脑的人会发现，经常握鼠标的那只手手腕上慢慢有了老茧，而且发黄、发硬，同时手臂、手掌觉得酸痛或发麻，这就是“鼠标手”。

鼠标手是前臂的正中神经以及进入手部的血管在腕管处受到压迫所产生的症状，它属于腕管综合征的一种。鼠标手属于中医里的“伤筋”范畴，主要是由于积劳伤筋或者因受寒凉而导致气血凝滞而发病。因此，经常用电脑的人，平时调养以活血化瘀、散寒消肿为主，以缓解手掌、手臂酸痛或发麻的症状，预防和改善鼠标手症状。

主要症状

经常使用鼠标的手，腕部有黄色且较硬的老茧，常感觉手臂、手掌有不同程度的酸痛或发麻的情况，严重者甚至觉得腕部疼痛、手臂酸痛无力。

饮食宜忌

饮食宜以温中散寒、活血化瘀、消肿止痛为主；多吃富含维生素 C、维生素 E 的食物；少吃寒凉、伤气食物。

解决办法

用花椒水泡手，温中散寒、除湿止痛

▶ 花椒适量，放入锅中，加水煮开 15 分钟左右即可。待花椒水晾温后泡手，每日 1 次。

花椒水具有温中散寒、除湿止痛的功效，对鼠标手局部疼痛、酸麻无力等有缓解作用。另外，在使用花椒水泡手的时候，轻轻按揉腕部老茧，长期坚持，能使老茧软化。

艾叶红糖茶，舒筋活血、止痛散结

▶ 艾叶 6 克，泽兰 9 克，红糖适量。将艾叶、泽兰放入砂锅中，加入适量水煎取药汁，加入红糖调味即可。代茶饮用。

这道茶具有舒筋活血、止痛散结的功效，对手腕疼痛、手臂酸痛发麻等有缓解作用，适合经常使用电脑的人饮用。

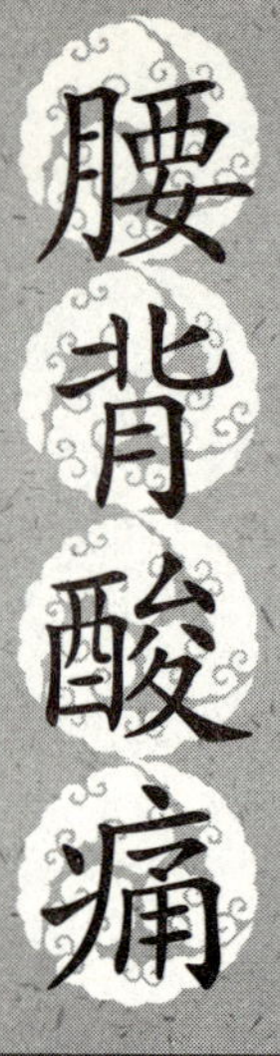

腰背酸痛

工作中的压力、身体疲劳以及生活中缺少调养，再加上现代人每天长时间地坐在电脑前，久而久之，就会产生腰背酸痛的感觉，这种不适感往往会给工作、生活带来不便。此外，坐姿不良、长期保持某种姿势、运动过量或运动过少、腰肌劳损等，都有可能导致腰背酸痛。

很多人以为，腰背酸痛只是腰背部的肌肉没有得到运动而出现的不适。但事实并没有那么简单。腰背酸痛，其实是脊柱及关节软组织受损造成的酸痛感。因此，当出现腰背酸痛时，一定要注意及时调养，以避免脊柱及关节软组织进一步受损而引发其他严重的后果。

主要症状

脊柱、腰部关节、腰部肌肉等酸痛，轻者平躺能减轻症状，重者坐卧不安，平躺时也觉得酸痛不适。

饮食宜忌

多吃富含钙质、蛋白质的食物，以帮助强健骨骼、保健肌肉。性质寒凉的食物以及冷饮、冷食等容易加重局部组织血瘀情况，因此腰背痛时宜少吃上述食物。

解决办法

以强健骨骼、滋补肝肾、活血化瘀为原则。

粗盐敷腰部，有效缓解酸痛感

▶ 粗盐、粗砂各适量。将粗盐、粗砂一起放入锅中炒热，然后放在布袋里，趁热敷在腰部。每次30分钟，早、晚各1次，注意不要烫伤皮肤。

腰部血液循环不畅、乳酸堆积过多是导致腰部酸痛的重要原因。用粗盐、粗砂热敷腰部，能促进腰部的血液循环，加快局部乳酸的代谢，从而起到缓解腰部疼痛的作用。

受寒导致腰背酸痛，涂抹辣椒水有效果

▶ 新鲜辣椒适量，洗净后捣成末，取汁，涂抹于腰背酸痛部位，并轻轻按摩，直至痛处皮肤发红，然后用温水洗净即可。每日 1 次，连用数日至酸痛缓解。

当身体受寒时，局部容易出现血瘀状况。不通则痛，身体局部出现了血瘀，就会出现疼痛。这时，用辣椒水涂抹疼痛部位，能促进局部的血液循环，使血瘀得到缓解，从而起到改善局部酸痛的作用。若涂抹后局部出现红肿疼痛，则应停止，以免引发过敏反应。

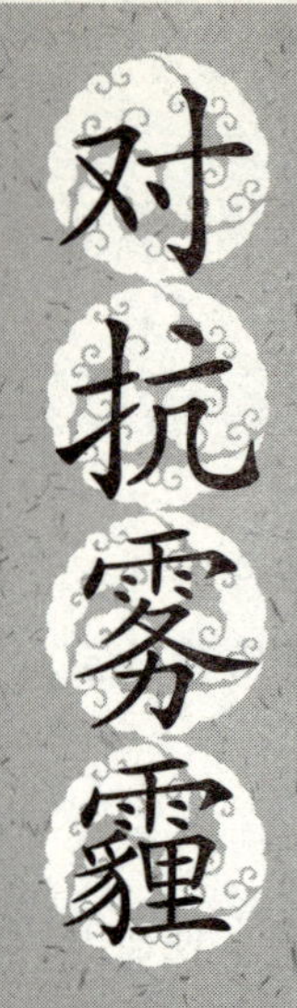

对抗雾霾

由于各种原因，雾霾总是隔三差五来袭，让空气变得污浊。空气中重度污染会刺激呼吸道，出现咽痒、咳嗽、呼吸不畅等不适，严重的还会诱发呼吸道疾病。

对于抵抗力弱的人，如果条件允许，雾霾天时尽量少出门，这样能避免吸入粉尘，减少雾霾对身体的伤害。但对于大多数忙碌的上班族而言，不出门的方法很不现实，则需要在出门时戴上口罩。另外，饮食上宜多吃能提高人体免疫力、促进身体排毒的食物。

主要症状

雾霾会刺激呼吸道，出现咽痒、咳嗽、胸闷、呼吸不畅等症状，严重的还会引起呼吸道感染、肺炎等疾病。

饮食宜忌

饮食宜清淡，以润肺除燥、化痰止咳为主；多吃富含维生素的蔬菜和水果；宜吃富含蛋白质的食物；少吃辛辣刺激性食物。

解决办法

饮食上，应多吃动物肝脏、蛋类、奶类等富含维生素 A 的食物，因为维生素 A 具有抗氧化、保护上皮组织细胞的功效，在我们的呼吸道形成一层保护膜，从而有效防止粉尘的入侵；多吃具有润肺生津作用的食物，如梨、百合、荸荠、白萝卜等；还要多吃黑木耳、绿豆、海带等有排毒作用的食物。

醋拌萝卜丝，润肠清肺好清爽

▶ 白萝卜300克，盐、醋、白糖、香油、熟芝麻各适量。白萝卜洗净，擦丝，加盐、醋腌渍20分钟，然后加白糖、香油、熟芝麻拌匀即成。佐餐食用。

中医认为，肺经和大肠经互为表里，肺脏排出毒素的程度取决于大肠是否通畅。白萝卜性凉，有促进消化、润肠通便、止咳化痰的功效，搭配生津开胃的醋，雾霾天适量食用，能促进肺部排毒，从而减轻雾霾对身体的伤害。另外，还可以用白萝卜煮汤、榨汁食用。只要是您想到的吃法，都可以尝试。

豆腐猪血汤，补钙又解毒

▶ 豆腐200克，猪血300克，盐、香菜各适量。豆腐、猪血切块，放入锅中，加入适量水煮汤，最后加盐、撒香菜即成。佐餐食用。

豆腐是钙的良好来源，而猪血吃入人体后，经胃酸和消化系统分解后，有解毒和润肠的作用。两者搭配，既能补钙，又能减轻雾霾中有毒物质对人体的伤害，真是一举两得。

雪梨百合羹，润肺抗病毒

▶ 雪梨2个，百合50克，冰糖20克。百合用清水浸泡30分钟；雪梨洗净，去核，连皮切块。把雪梨块、百合放入砂锅中，加入适量水，大火煮沸后转小火炖20分钟，加入冰糖煮至溶化即成。佐餐食用。

雪梨搭配百合，有润肺清燥、止咳化痰的作用，对急性支气管炎和上呼吸道感染所致的咽喉干痒、疼痛，以及声音嘶哑、痰液浓稠等有良效。雾霾天空气污染严重，容易对呼吸系统造成损伤，而这道雪梨百合羹，能帮助您养肺护肺，抵抗雾霾的侵袭。

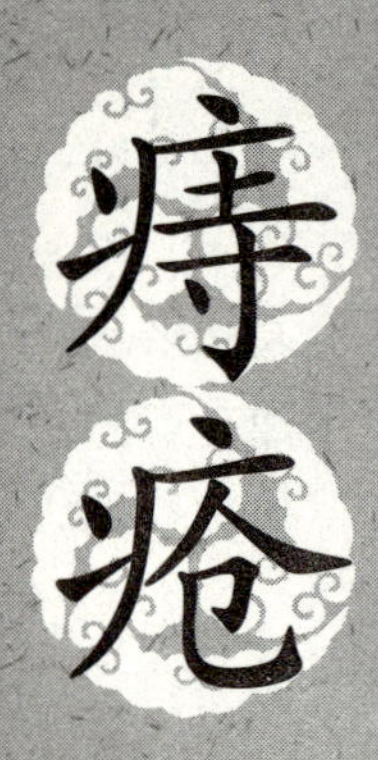

痔疮

“十人九痔”，形容的是痔疮非常常见。也许是因为太过于常见，很多人觉得痔疮不是病，并未能足够重视，除非痔疮疼起来无法忍受时才想到治疗。

痔疮是人体直肠末端黏膜下或肛管皮肤下静脉丛发生扩张和屈曲所形成的柔软静脉团。引起痔疮的原因有很多，便秘就是其中之一。另外，中医认为，风、燥、湿、热相合，饮食失节，劳伤过度，均可引起气血失调，经络阻滞，以致瘀血浊气下注肛门而成痔。因此，痔疮的日常调理，应以养阴润燥、化瘀止痛、润肠通便为原则。

主要症状

内痔：主要表现为便后无痛性肛门便血，血呈鲜红色，滴注状，便后出血可止住，重者会有肛门脱出物，难以回纳。外痔：主要表现为静脉血栓引起的剧烈疼痛，站立或坐时都很明显，疼痛难以忍受。混合痔：上述两种类型的表现都有。

饮食宜忌

饮食宜清淡为主；多吃蔬菜、水果；注意补充充足的水分；注意饮食卫生；避免暴饮暴食；少吃辛辣刺激性食物。

解决办法

西瓜、香蕉、西红柿、土豆、山药、玉米等具有润肠通便的作用，很适合痔疮患者食用。

辣椒、小茴香、咖喱等辛辣刺激食物不仅刺激肠道，还可加重内热上火、肠燥便秘的现象，对痔疮的恢复不利，平时应少吃或不吃。

多吃黑木耳，润肠通便防痔疮

▶ 爽口木耳娃娃菜：黑木耳15克，娃娃菜1棵，植物油、盐、酱油各适量。黑木耳泡发，洗净，撕小朵；娃娃菜洗净，切条。锅加油烧热，下入黑木耳、白菜条炒至熟，加酱油、盐调味即成。佐餐食用。

黑木耳具有清热排毒的功效，能帮助祛除体内的火气，从而预防肠燥便秘。现代研究发现，黑木耳中的胶质可吸附残留在胃肠道的灰尘、杂质，通过粪便排出体外，从而起到清胃涤肠、防止便秘的作用。另外，黑木耳含有维生素K，能减少血液凝块，预防瘀血下注肛门而形成痔疮。因此，患有痔疮的人平时可多吃黑木耳，以缓解病情。

豆腐粥，清热祛火、润肠通便

▶ 豆腐1块，粳米100克，盐、葱各适量。豆腐切丁；葱洗净，切花。粳米淘洗干净，与豆腐一起放入锅中，加入适量水煮成粥，加盐调味，撒葱花即成。佐餐食用。

豆腐具有清热泻火、润肠排毒的功效，能预防和缓解肠燥便秘，因此也非常适合痔疮患者食用。

经常吃水果沙拉，润肠道防便秘

▶ 苹果、香蕉、猕猴桃、火龙果、梨等水果各适量，酸奶适量。将水果洗净，去皮后切丁，放入碗中，倒入酸奶拌匀即成。佐餐食用。

水果中富含水分，且含有大量的膳食纤维，可促进肠胃蠕动，帮助消化，预防和缓解便秘。痔疮患者经常吃水果沙拉，能清肠道、缓解便秘，对预防痔疮发作有益。

但是，需要注意的是，在选择水果的时候，应尽量避免选择荔枝、龙眼、芒果等温热性质的水果，以免助热而不利于痔疮的痊愈。

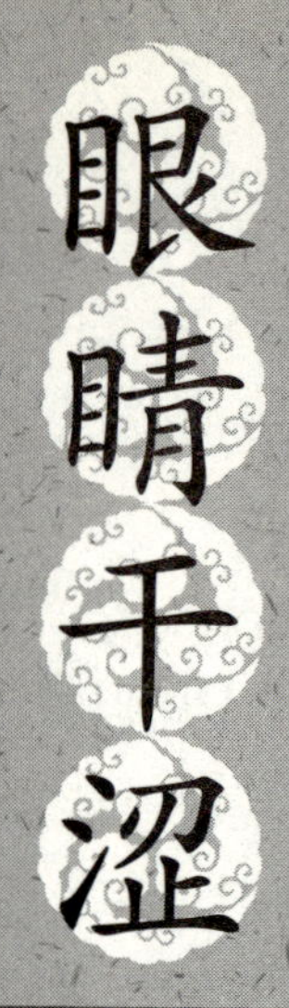

眼睛干涩

很多上班族长期待待在不通风的环境中，空气干燥还不流通，就会导致泪液分泌减少，再加上日常饮食也不注意，常吃辛辣肥甘之物，很容易导致眼睛干涩。虽然眼睛干涩并不是很严重的疾病，但也会给我们的工作、生活带来不便，而且长期如此，会影响到眼睛的健康。

在中医里，眼睛干涩属于“神水将枯症”的范畴。燥是无形之邪，体质阴虚、气虚的人容易产生虚热，热易伤津，以及饮食不节也会耗损阴津，从而使“神水将枯”。另外，肝开窍于目。因此，当眼睛出现干涩时，宜以养阴润燥、清肝明目为原则。

主要症状

眼睛常感觉干燥、疲惫，而且有轻微灼感。

饮食宜忌

饮食宜增加有清肝明目、养阴润燥作用的食物；注意补充水分；多吃富含蛋白质、维生素、矿物质的水果和蔬菜；远离辛辣刺激性食物。

解决办法

菊花、枸杞子、动物肝脏等可清肝明目，莲藕、梨、荸荠、柠檬、蜂蜜等食物能养阴润燥，非常适合眼睛干涩者食用。

烧烤、油炸食物、辣椒等可加重身体的燥热症状，使眼睛变得更加干涩，不宜多食。

龙井白菊茶，明目、缓解视力疲劳

▶ 龙井茶 3 克，杭白菊 10 克。将龙井茶、杭白菊一起放入杯中，倒入少量热水，然后迅速将水倒出，再冲入沸水闷泡 5 分钟即成。

菊花具有清热润燥、清肝明目的功效，对肝火旺盛所致的眼睛干涩有缓解作用；龙井茶中富含的碱性物质、茶多酚等对身体具有保健作用。经常喝龙井白菊茶，能缓解视力疲劳，提高专注力，非常适合经常在电脑前工作的人饮用。

枸杞决明茶，缓解眼睛干涩、红肿

▶ 决明子 12 克，枸杞子 15 克。将决明子洗净后用小火炒至微黄，然后与枸杞子一起放入砂锅中，加入适量水煎煮 30 分钟，取药汁。代茶饮用。

决明子具有清热明目、滋润肠道的功效，对目赤肿痛、头晕目眩、大便燥结等有缓解作用。搭配滋阴补肾的枸杞子，能清肝明目、清热泻火，缓解因肝肾阴虚所致的眼睛干涩、红肿等症状。

第二章 日常保健方，益寿又延年

西方有一句谚语：“你吃什么，你就成什么。”可见，吃对于人体的健康是何等重要！也因为如此，我们要学会正确选择食物及食疗方进行自我调养，以强健身体、减少疾病的发生，达到保持健康、延缓衰老、延年益寿的目的。

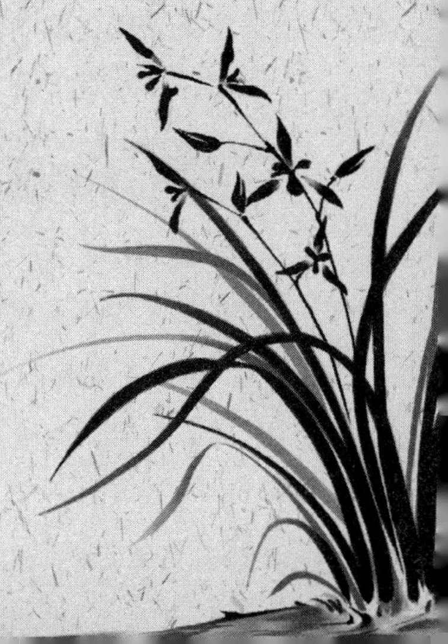

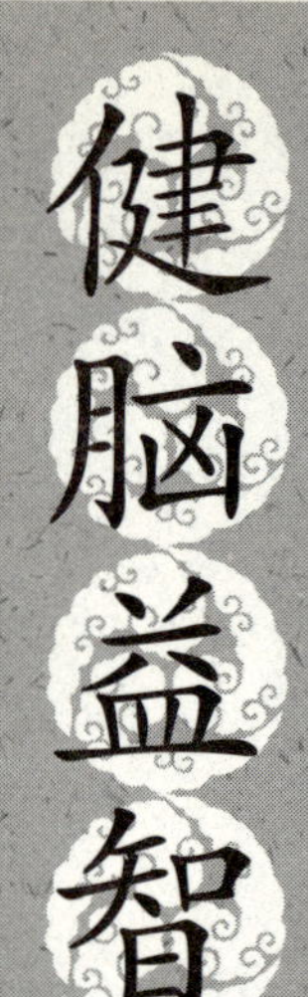

健脑益智

对人体来说，大脑掌管着全身的感觉、运动和各种生理活动，保证人体内、外环境的协调和平衡，地位重要。

世界卫生组织评价人体衰老的标准首先是脑衰老，保持脑功能强健和思维的敏捷就相当于延缓了衰老的进程。因此，平时可多吃健脑益智的食物，通过食物补充改善脑细胞功能，让衰老来得更晚一些。

健康障碍

记忆力差、遇事易忘、注意力不集中等。

饮食宜忌

饮食易消化；适当补充水分；多吃健脑益智食物；少吃辛辣刺激性食物。

食疗对策

粳米、荞麦、核桃、葡萄、菠萝、荔枝、龙眼、红枣、百合、山药、黑木耳、黄花菜、黑芝麻、乌贼、深海鱼等食物富含大脑所需的营养物质，有健脑益智的作用，平时宜多吃。

健脑益智核桃仁，生吃熟吃总相宜

▶ 核桃粥：核桃仁 10 个，粳米 100 克。将粳米淘洗干净，核桃仁捣烂，加入适量水入锅煮，先用大火烧沸后再转小火煮至粥熟。佐餐食用。

▶ 芹菜拌核桃：芹菜 150 克，核桃仁 6 个，盐、香油各适量。芹菜摘去老叶，洗净，切段，入沸水锅中汆烫 1 分钟，捞起过凉。冷锅冷油放入核桃仁，小火慢慢炸至金黄色，捞出沥油，然后盛入盘中，加芹菜段、盐、香油拌匀即成。佐餐食用。

核桃仁含有较多的蛋白质及人体必需的不饱和脂肪酸，这些成分皆为大脑组织细胞代谢的重要物质，能滋养脑细胞，改善脑功能。因此，平时可适量食用核桃仁，以延缓脑衰老。核桃仁可以直接吃，也可以用来煮粥，还可以用来做菜。

多吃“益智菇”，头脑有活力

金针菇 100 克，青椒丝、红椒丝、姜末、盐、香油、醋各适量。金针菇去根，洗净，入沸水锅中煮熟后捞出，过凉；青椒丝、红椒丝用沸水汆烫 1 分钟，捞出过凉。将金针菇和青椒丝、红椒丝放入盘中，加姜末、盐、香油、醋拌匀。佐餐食用。

金针菇有“益智菇”的美誉，它含有较齐全的人体必需氨基酸，其中赖氨酸和精氨酸含量尤其丰富，且含锌量比较高，对智力发育，尤其是对儿童的身高和智力发育有良好的促进作用。除此之外，常吃金针菇，还可以增强免疫力、改善新陈代谢。

经常喝豆浆，有效增强脑功能

豆浆是我们早餐常喝的饮品，也是重要的健脑食品。豆浆中所含有的卵磷脂是大脑细胞的重要组成部分，卵磷脂还能防止细胞老化，使身体保持年轻。因此，常喝豆浆对增强和改善大脑功能、缓解更年期综合征有益。

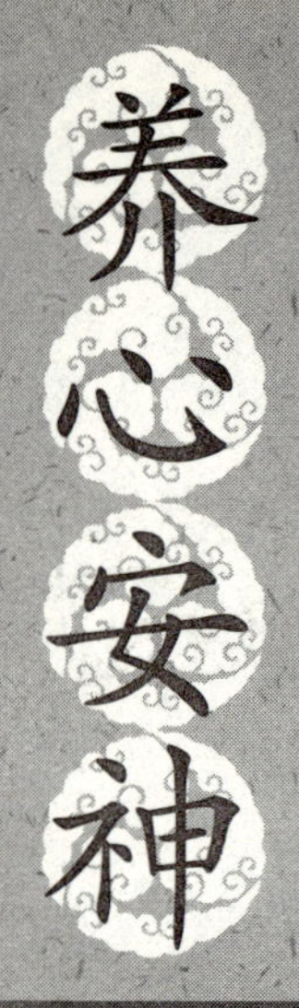

养心安神

《黄帝内经》载："心者，君主之官，神明出焉。"也就是说，心是五脏之首，是人体的君主，心在人体的生命活动中具有极其重要的意义。

如果一个人的心气旺盛，血液便能流注并营养全身，面色也会变得红润有光泽；如果一个人的心气不足，则血液不畅或血脉空虚，就会出现心悸气短等现象。因此，养生贵在养心。养心安神，不仅要保持心情舒畅，还要适量运动，多吃养心安神、养阴生津的食物。

健康障碍

心气不足时，容易出现身体虚弱、失眠多梦、心烦气躁、精神恍惚、心悸气短、胸闷胸痛、手脚冰凉、体倦乏力、面色无华、抵抗力低等症状。

食疗对策

饮食以养心安神、养阴生津为原则；适量补充水分；多吃新鲜的蔬菜和水果；少吃肥甘厚味、不易消化的食物。

酸枣仁，历经检验的养心安神之宝

▶ 酸枣仁粥：酸枣仁 20 克，粳米 100 克。酸枣仁炒熟，入锅水煎取汁；粳米淘净，入锅，再倒入药液煮至熟即成。早、晚空腹服食，每次 1 小碗。

▶ 酸枣仁白菊花茶：酸枣仁 10 克，白菊花 3 克。酸枣仁、白菊花用水洗净，然后放入茶壶中，用沸水冲泡，加盖闷泡 15 分钟。代茶饮用，每日 1~2 剂。

酸枣仁是养心安神之宝，常用于心悸失眠、健忘多梦者，此外还有镇痛、降血压的功效。经常食用酸枣仁做成的药膳，对电磁波辐射引起的头痛、心悸、失眠以及心脾虚弱引起的心悸、失眠、多梦等症有改善作用。

经常喝甘麦红枣汤，心不烦睡得好

▶ 浮小麦 15 克，红枣 5 颗，甘草 9 克。将小麦、红枣、甘草洗净，加适量水煎煮。每日 1 剂，于早、晚饭后 30 分钟服用。

小麦有舒缓精神、除烦解热、润脏腑等功效，红枣具有补虚益气、养血安神、健脾和胃的功效。经常喝甘麦红枣汤，能养心安神、和中缓急，对失眠心悸、烦热口渴等有改善作用。

龙眼小米粥，养心神益气血

▶ 干龙眼肉 20 克，粳米、小米各 50 克。干龙眼肉用温水浸泡洗净；粳米、小米淘洗干净，加适量水煮粥，米将熟时放龙眼肉，小火继续煮至粥成。佐餐食用。

龙眼具有补益心脾、补气血、益智安神的功效，搭配滋阴养血、养胃补虚的小米和益脾胃、除烦渴的粳米煮粥，非常适宜心脾虚损、气血不足所致的失眠健忘、惊悸怔忡者食用。

茉莉薰衣草茶，芳香舒缓身心

▶ 茉莉花 3~5 朵，薰衣草 1 小匙，蜂蜜适量。将茉莉花和薰衣草放进茶杯中，冲入沸水，加盖闷泡 1~2 分钟后调入适量蜂蜜即成。代茶饮用，每日数次，不拘次数。

薰衣草可预防神经衰弱，缓解焦虑、紧张、恐惧情绪等，能帮助身体放松，身心平衡；茉莉花能放松精神，舒缓心绪。

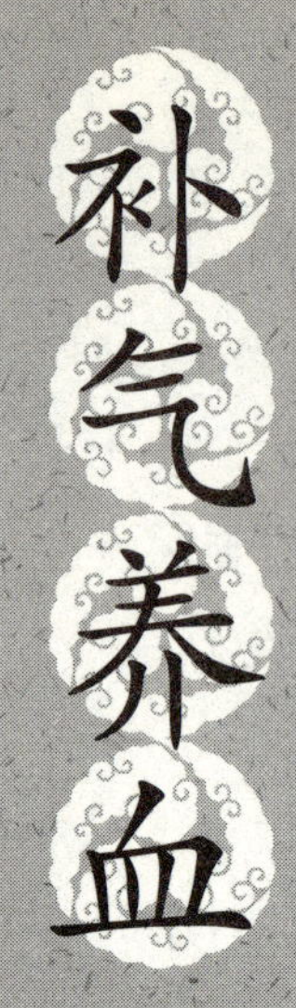

补气养血

中医认为，气、血是构成人体的基本物质。其中，气能够在不断地运动中推动和温煦人体的生命活动，而血主要由营气和津液组成，具有很强的营养和滋润作用。

俗话说："气血冲和，百病不生，一有怫郁，诸病生焉。"气能生血，气能行血；血为气之载体，血能载气。气血相互作用、相互依存，不论哪一方出现问题，都会对身体健康不利。因此，要想拥有好身体，就从补气养血开始吧！

健康障碍

气虚：体型偏胖，容易感冒，身体容易疲倦、食欲不振、全身乏力等。
血虚：精神不振、面色萎黄、皮肤干燥、失眠多梦等。

食疗对策

多吃补气养血的食物；适当进补；多吃富含维生素 C 的蔬菜水果；不偏食，少吃零食。

常喝龙眼红枣茶，面色红润睡得香

▶ 龙眼肉 3 克，红枣 3 颗，切碎后泡茶，去渣留汁。代茶饮用。

龙眼具有健脾养心、益气生血的作用，搭配补气养血的红枣入茶，对脾虚不生血、心弱不主血的贫血、心悸怔忡、面色苍白、失眠不寐者有较好的疗效。

玫瑰配枸杞，调理气血好帮手

▶ 玫瑰花 5 朵，枸杞子 10 克，冰糖适量。将玫瑰花、枸杞子洗净，泡茶，加入冰糖调味。代茶饮用。

温润的玫瑰枸杞茶，入口有一种柔和的香甜味道，芳香行气且能活血化瘀，常喝有调理气血、醒脾和胃的功效，女性饮用还能改善因血虚引起的月经不调。

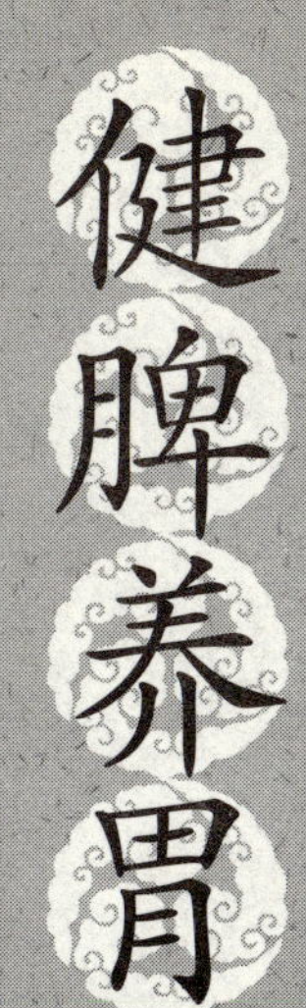

健脾养胃

《黄帝内经》中记载："脾胃者，仓廪之官，五味出焉。"脾胃是人的后天之本、气血生化之源，我们所需的一切营养物质都要靠脾胃的运化和吸收功能来完成——人从外界获得食物后，进入胃中，胃进行消化，而脾负责把这些精华输送到全身各处，这样身体才会获得足够的营养。

现代人生活节奏快、工作压力大，再加上饮食不规律、应酬多、运动量少等多种因素，容易患上脾胃疾病。脾胃对身体健康意义重大，日常生活中我们要注意养成良好的饮食习惯，多吃补脾养胃的食物。

健康障碍

脾胃虚弱的人经常消化不良，同时伴有睡眠质量差、食欲不振、面色憔悴、头晕等症。

饮食宜忌

饮食要有规律，三餐定时、定量，不暴饮暴食；素食为主，荤素搭配；多吃蔬菜和水果；少吃有生冷、刺激性和难以消化的食物。

食疗对策

蓝莓山药，养胃助消化

山药、蓝莓酱各适量。山药洗净，去皮后切段，再切成小条，装入盘中，然后入蒸锅中蒸熟，取出晾凉后浇上蓝莓酱即成。佐餐食用。

山药含有淀粉酶、多酚氧化酶等物质，有利于改善脾胃消化吸收功能，是一味平补脾胃的药食两用之品，对脾胃虚弱、食少体倦、泄泻等有辅助治疗作用，非常适宜脾阳亏或胃阴虚者食用。

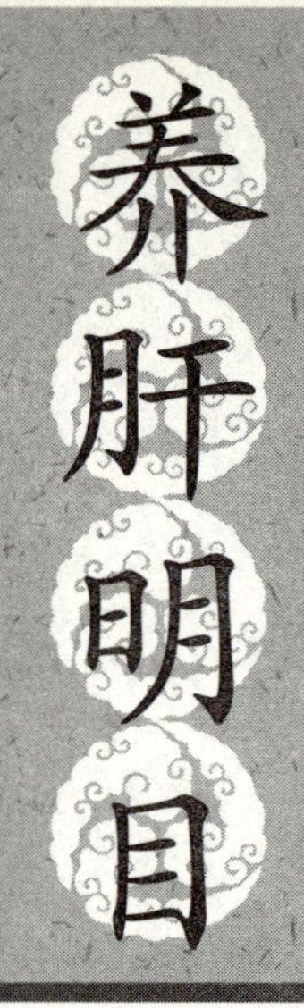

养肝明目

《黄帝内经》中记载：“肝者，将军之官，谋虑出焉。”肝被比喻成一位有胆有识的将军，它不仅具有解毒、维持气血、津液运行的功能，而且能调节精神情志。可见，养肝护肝对身体健康有着十分重要的意义，我们平时要多吃养肝补肝食物，保持快乐心情，同时劳逸结合，注意休息，让肝得到养护。

中医认为，目为肝所主，肝开窍于目，肝藏血，目得血而能视。《黄帝内经》载：“肝受血而能视。”可见，肝与我们的眼睛关系密切，我们可以通过养肝来明目。

健康障碍

肝血不足：头晕耳鸣、双目干涩、视物昏花等。

肝气不足：面少华色、唇色淡、乏力、耳鸣失聪、容易恐惧等，常兼见肝血不足。

饮食宜忌

饮食宜清淡，多吃富含蛋白质和维生素的食物；少吃或不吃辛辣、刺激性食物；戒酒。

食疗对策

常吃枸杞子，肝肾得滋养

枸杞子具有调肝肾、益精明目的功效，适量吃枸杞子，对头晕目眩、失眠多梦、腰膝酸软等有缓解作用。每天可以用枸杞子搭配菊花泡茶，能清肝火、滋养眼睛；可以用枸杞子搭配百合、银耳、冰糖炖汤，有滋阴润肺、养肝明目的作用；还可以用枸杞子搭配小米煮粥，滋养肝、肾、胃，对身体健康有益。

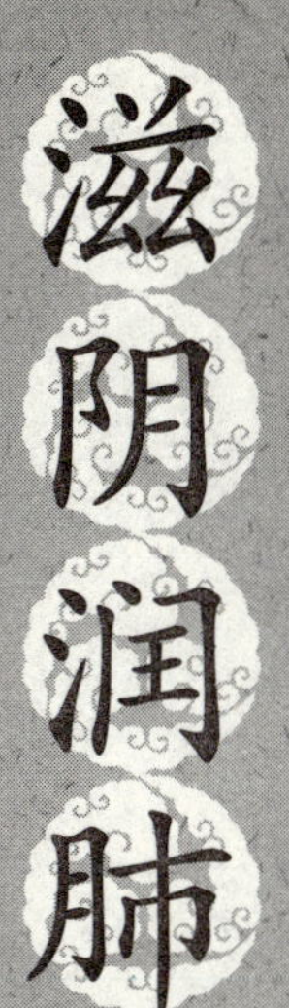

滋阴润肺

中医认为，肺与呼吸系统、水液的代谢调节、气血的运行以及皮肤和腠理的防御功能等息息相关，肺健康与否，对身体的健康至关重要。

肺叶白莹娇嫩，不耐寒热；肺司呼吸而外合皮毛，对自然环境的变化比较敏感，易被邪侵，进而出现功能异常，导致咳嗽、气喘、呼吸不畅等症状。因此，在日常生活中，我们要注意养肺润肺，尤其是在季节交替、气候异常时，更要注意养护肺部。

主要症状

肺气不宣：咳嗽、呼吸不畅甚至喘息、胸闷、心悸等。

肺气不足：咳喘气短、声音低怯、自汗畏风、易感外邪、气短乏力、面白神疲等。

饮食宜忌

饮食宜清淡、多汁；多饮水；多吃宣肺润肺的食物；多吃蔬菜和水果；不宜过量食用辛辣刺激、肥甘厚味的食物；戒烟。

食疗对策

冰糖炖银耳，滋阴润燥、补肺益气

银耳 10 克，冰糖 30 克。银耳泡发，与冰糖一同放入锅内，先用大火煮沸，再用小火煮至熟烂即成。每日 1 次。

银耳富含天然植物性胶质和膳食纤维，是滋阴润燥的佳品，搭配冰糖具有补肺益气、止咳化痰的功效。此外，还可以用银耳搭配莲子、川贝母、雪梨等做成药膳，炖汤、煮粥皆可，也有较好的滋阴润肺作用。

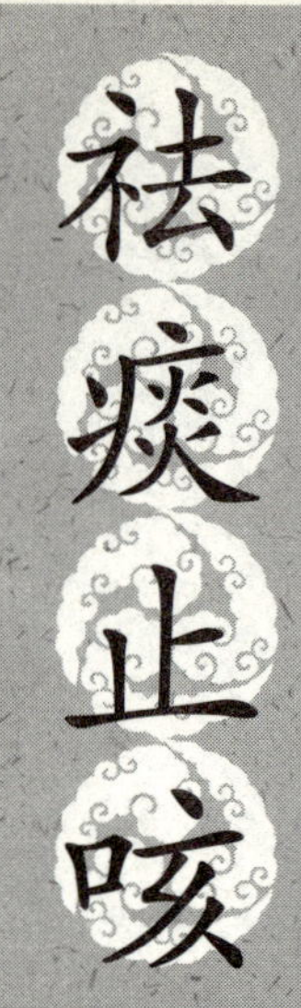

祛痰止咳

天气寒冷或气候变化时，很多人都易患上感冒、肺炎、支气管炎，一旦生病后就会出现咳嗽、多痰等症状，令人有无法言说的痛苦，该怎么办呢？这时就需要及时祛痰止咳。

需要注意的是，中医里止咳和祛痰是两个概念。止咳时要分有痰、无痰两种情况用药，而不是说吃点止咳药就能达到既祛痰又止咳的效果。引起痰多、咳嗽的原因有很多，要结合症状或相关检查，进行对症治疗。

健康障碍

痰咳者咳声重浊、痰多且易咳出、痰净则嗽止，而干咳无痰或少痰者，常伴咽痛咽痒、鼻塞、流鼻涕等症状。

饮食宜忌

饮食宜清淡；多吃富含维生素 A 的食物；多吃具有化痰止咳功效的食物；忌吃辛辣刺激、肥腻和过于寒凉的食物；戒烟酒，远离刺激性气体和过敏原。

食疗对策

自制蜂蜜柚子茶，止咳化痰放心好茶饮

▶ 柚子 1 个，冰糖、蜂蜜各适量。柚子剥皮，果肉切块，用搅拌机打泥状，果皮洗净，切丝。将果皮和果肉泥放入锅中，加水和冰糖熬至黏稠，晾至温热时加蜂蜜调匀，装入容器中密封，放置 10 天左右就可吃了。每次取适量，用温水冲饮。

柚子有理气化痰、润肺清肠、补血健脾等功效，搭配冰糖、蜂蜜，具有滋阴润燥、清肺润肺、化痰止咳等作用。

肾为先天之本，生命之根。因为肾藏先天之精，为脏腑阴阳之本、生命之源。

肾脏的盛衰关系到人整个生命的发展状态，而人体呈现出生、长、壮、老、已的生命过程正是因为精、气、神的变化。在青壮年的时候，肾中精气充沛，筋骨强壮，精力十足；到了中老年，肾精衰退，筋骨便开始退化，骨骼僵硬，活动不再灵活。

肾好一切都好；肾有了问题，身体就会有问题。因此，要想身体健康、延缓衰老，先要养肾固精。

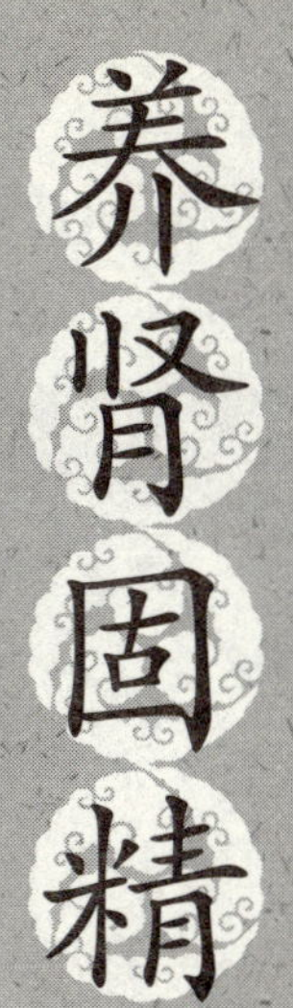

养肾固精

健康障碍

肾阳虚：腰膝酸痛、畏寒肢冷、头目眩晕、精神萎靡、男性阳痿早泄、女性宫寒不孕、五更泄泻等。肾阴虚：五心烦热、夜尿频多、精力不济、腰酸腿软、失眠多梦、胸闷气短、耳鸣耳聋、头发脱落、牙齿松动、男子阳强易举或阳痿早泄遗精、女性经少经闭或见崩漏等。

饮食宜忌

饮食宜清淡，不宜太咸；多吃富含优质蛋白质的食物；及时补充维生素，多吃蔬菜和水果；多饮水；忌暴饮暴食。

食疗对策

核桃仁炒韭菜，补肾阴升阳气

▶ 韭菜350克，核桃仁150克，盐适量。韭菜洗净，切段。锅置火上，倒入适量油烧热，下核桃仁炸黄，取出。另起油锅，放入韭菜段翻炒，待韭菜呈深绿色时，放入核桃仁，炒熟后用盐调味即可。

韭菜娇嫩鲜美，有“起阳草”的美誉，具有补肾壮阳的作用。核桃仁有固齿益肾的功效。韭菜和核桃仁搭配，可补肾阴、升阳气，缓解肾阳虚引起的腰膝酸软、阳痿早泄、失眠健忘等症。

冬季吃羊肉，暖身又补肾

▶ 羊肉300克，白萝卜500克，枸杞子、葱、姜、料酒、胡椒粉、盐各适量。羊肉、白萝卜分别洗净，切块。锅中放入清水，下羊肉，煮至羊肉血水除净，捞出冲净。另起一锅，放入羊肉、白萝卜、枸杞子、葱、姜、料酒，大火烧开后转小火炖至羊肉熟软，加盐、胡椒粉调味即成。佐餐食用。

羊肉性温，能温阳、补精血、疗肺虚、益劳损，是一种滋补强壮美食，可用于肾虚阳衰所致的腰膝酸软、阳痿等症。冬季常吃羊肉，可谓一举两得，不仅能驱寒补暖，还能补肾强身。

甲鱼粥，滋补肾阴的食疗佳品

▶ 甲鱼1只，粳米、姜末、盐、料酒各适量。甲鱼宰杀，去内脏、洗净，切块，用料酒腌渍20分钟；粳米淘洗干净。将甲鱼、粳米、姜末一起放入锅中，加入适量水，煮至甲鱼、粳米熟软，加盐调味即成。佐餐食用。

甲鱼肉可“滋肝肾之阴，清虚劳之热”，具有补阴、凉血、益气、补肾等功效。用甲鱼煮粥，香软绵滑，且容易消化，非常适合肾阴虚者食用。另外，还可以用甲鱼搭配山药、枸杞子炖汤，也有滋补肾阴的作用。

常吃虾，有效缓解肾阳虚衰

明代医学家李时珍说“虾能壮阳道”。虾对性神经有全面强壮作用，性衰退的人多吃虾有助于产生正常的性冲动，维持正常的性功能。适用于肾阳虚衰所致的阳痿、早泄、性欲减退、腰膝酸软、四肢乏力、畏寒等。

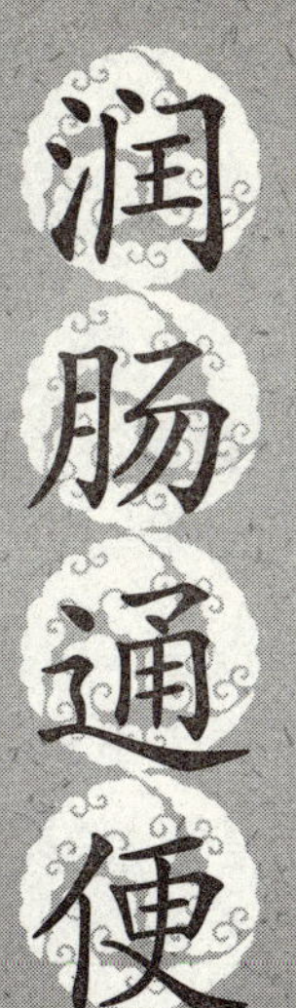

相信很多人对便秘这个词并不陌生，甚至有不少人被便秘所困扰。便秘是大便在体内停留时间过长而形成的常见疾病。

粪便中含有很多细菌，如果在肠道内停留的时间过长，在细菌的作用下会产生大量的毒素，这些毒素被人体吸收后，会降低人体免疫力，导致面色晦暗无光、皮肤粗糙、毛孔扩张、痤疮、腹胀腹痛、口臭、痛经、月经不调、肥胖、心情烦躁等症状，严重的甚至还会诱发肛肠疾病，严重危害人体健康。

引起便秘的原因有很多，当出现便秘时，千万不要掉以轻心，一定要及时排查原因，对症治疗。

健康障碍

一周内大便次数少于2~3次，或者2~3天才大便1次，粪便量少且干结，排便后没有正常的舒畅感等，同时伴有口臭、口腔溃疡、皮肤粗糙等。

饮食宜忌

饮食宜清淡、易消化；多吃富含膳食纤维的食物；多吃蔬菜和水果；多饮水；少吃高胆固醇、高油脂等不易消化的食物；少吃辛辣刺激性食物。

食疗对策

每天吃点黑芝麻，润肠燥防便秘

黑芝麻是药食两用的佳品，具有补肝肾、滋五脏、益精血、润肠燥的作用，用于头晕眼花、耳鸣耳聋、须发早白、肠燥便秘等。每天吃一些黑芝麻，不仅可补血，使面色红润，还能润肠燥，预防和缓解便秘。黑芝麻的吃法有很多，可以用来泡茶喝，可以在煮粥、炖汤的时候加一把黑芝麻，还可以打成粉调成芝麻糊。

黑木耳，肠道“清道夫”

▶ 凉拌黑木耳：干黑木耳、蒜蓉、醋、盐各适量。干黑木耳泡发，洗净，撕成小块，入沸水中汆烫后捞出过凉。蒜去皮，剁成蓉。将黑木耳、蒜蓉、醋、盐拌匀即成。

黑木耳是肠道的“清道夫”，其含有的胶质可吸附残留在胃肠道的灰尘、杂质，通过粪便排出体外，从而起到清胃涤肠、预防和缓解便秘的作用。

餐桌中添加玉米，远离便秘困扰

玉米是粗粮中的保健佳品，对人体的健康颇为有利。玉米中的维生素 B_6、烟酸等成分具有刺激胃肠蠕动、加速粪便排泄的作用，可预防便秘、肠炎、肠癌等。因此，平时的餐桌中不要忘了添加玉米，可以将新鲜玉米煮熟后食用，也可以用玉米粉做成饼、馒头等。

每天一根熟香蕉，清肠排毒好清爽

很多人都知道，香蕉有润肠通便的作用，排便不畅时吃香蕉，能缓解症状、促进排便。在这里提醒大家，每天吃一根熟透的香蕉，或者经常吃，的确能起到润肠通便的效果，但生香蕉吃多了反而会加重便秘。因为没有熟透的香蕉含较多鞣酸，对消化道有收敛作用，会抑制胃肠液分泌并抑制胃肠蠕动。

利水消肿

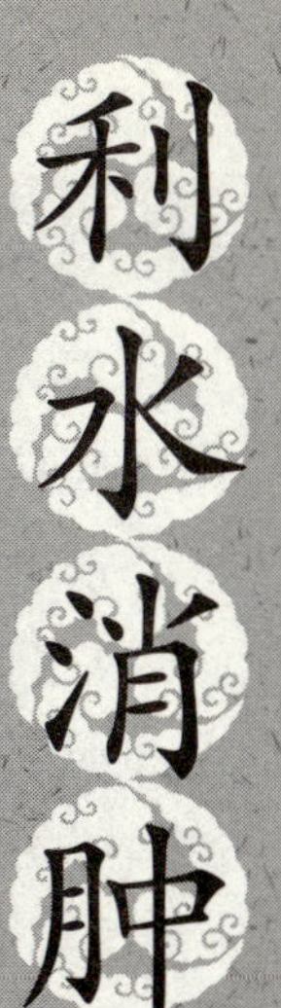

在生活中我们常会遇到这种情况：早上一觉睡醒发现自己的脸肿得很厉害，很多孕妇到了孕晚期全身都会出现浮肿……这些都是水肿惹的祸。

一般来说，由于各种原因导致的体内水液运行障碍，水湿停留，泛溢肌肤，就会引起头面部、四肢，甚至全身水肿。当然，像一些病因简单的水肿，我们完全可以通过饮食来调理。

健康障碍

单纯性水肿主要表现为头、面部、四肢等局部水肿，严重的甚至会全身水肿，有肿胀感，但无痛感和其他不适。

饮食宜忌

饮食宜清淡、低盐；热量摄入要充足；多吃富含维生素的蔬菜和水果；少吃高蛋白食物；不宜吃得过饱；适当控制饮水。

食疗对策

冬瓜皮汤，利尿消肿、清热排毒

很多人吃冬瓜都习惯削皮，其实冬瓜皮的功用很多，它性凉，味甘，能利水消肿、清热解毒，可用于小便不利、水肿、风湿关节疼痛等。平时吃冬瓜削皮时，不妨将冬瓜皮留下，晒干，当身体出现水肿症状时，将冬瓜皮加水煎汤后饮用，能促进排尿、减轻水肿症状。

薏米粥，利小便、消水肿

▶ 薏米、粳米各50克，冰糖适量。薏米、粳米淘洗干净，加适量水煮粥，粥将成时加冰糖调味即成。佐餐食用。

薏米有健脾渗湿、利水消肿的功效，可用于水肿、小便不利、湿痹拘挛等。经常喝薏米粥，能促进排尿，帮助祛除体内多余的水分，从而缓解水肿症状。

薏米冬瓜赤豆汤，消肿好帮手

▶ 薏米、红小豆各30克，冬瓜150克。薏米、红小豆洗净，充分浸泡备用；冬瓜洗净，切块。锅中加入适量清水，放入薏米和红小豆，煮至豆烂米熟，再下入冬瓜块，煮至冬瓜熟即成。

薏米、红小豆、冬瓜合用，能够清热利湿、消肿利水，对于水肿、小便不利及痰湿、湿热重且肥胖者有益。

第三章
宝宝问题多，妈妈做医生

家有宝宝，在给家人带来欢乐的同时，也带来了不少牵挂和忧虑。宝宝的免疫力较差，抵抗疾病的能力也很弱，平时一不注意，就会染上一些小毛病，面对宝宝生病，父母们一定要学会正确的调理方法。

其实，我们日常生活中的很多食物就能改善宝宝的不适感，帮助宝宝提高抵抗力，化解父母的担忧。

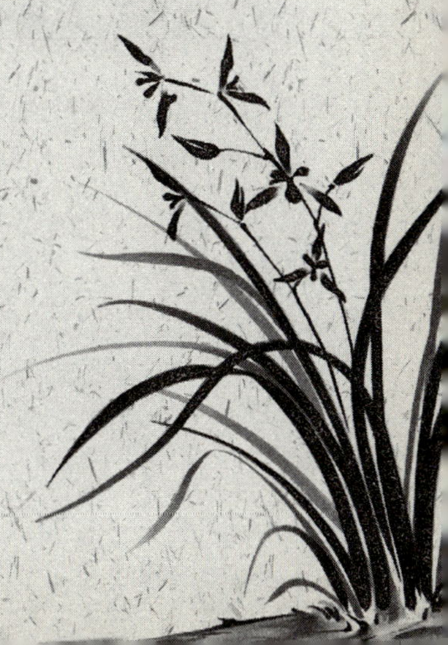

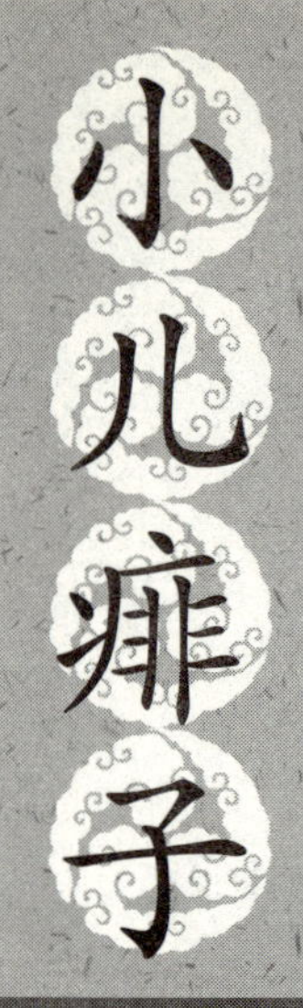

小儿痱子

夏季天气炎热，气温高，容易出汗过多，而小儿因为排汗调节功能较弱，汗液蒸发不畅，容易长痱子。

对于痱子，家长要防患于未然，平时注意保持居室通风、凉爽，给小儿的衣着宜宽大，同时还要及时更换小儿汗湿的衣服，保持其皮肤清洁干燥。当小儿起痱子时，要用温水勤给小儿洗澡，洗澡后擦干身体并扑上爽身粉，同时还要避免小儿抓挠。

主要症状

红痱：多发于额头、颈部、胸背等部位，皮肤上起丘疹或丘疱疹，周围绕以红晕，呈密集排列。

白痱：好发于胸部，皮肤上起针头大小、半透明水疱，容易擦破。

解决办法

小儿长痱子后，要尽量避免搔抓，勿用肥皂洗擦；要勤给小儿洗温水澡，擦干后扑痱子粉；如果抓破后有感染，需在医生的指导下涂抹抗生素药膏。

丝瓜汁，天然“美容水”

▶ 鲜嫩丝瓜叶适量。将丝瓜叶洗净，切碎，捣成泥，然后用干净纱布绞取汁液。用丝瓜叶汁液涂擦长痱子的部位，每日 1~2 次。

丝瓜叶中的某些成分具有清热消炎的作用，对因暑热引起的痱子、疖肿、皮癣等有效。

苦瓜，既是谦谦君子也是疗痱佳药

▶鲜苦瓜1个，盐适量。将苦瓜洗净，切丝，装入碗中，加适量盐搅拌均匀，腌渍几分钟，然后揉搓苦瓜，使其汁液渗出。用苦瓜汁擦长痱子处，每日1~2次。

苦瓜有清热解毒的作用，再搭配具有杀菌消炎作用的盐，能帮助皮肤抵挡汗液中细菌的侵袭，从而缓解痱子给小儿造成的不适。

金银花豆米汤，清热解暑防痱子

▶金银花30克，绿豆、粳米各50克，白糖适量。金银花去杂质，加适量水煎煮，取药汁；绿豆、粳米分别淘洗干净，放入锅中，加入药汁煮至绿豆熟，加白糖调味即可。每日1剂，分2次服用，连续服用3~5天。

金银花清热解毒，绿豆清热祛湿、消暑解毒，两者搭配，具有清热解毒、消暑祛湿的功效，非常适合长痱子并伴口渴烦躁、灼热刺痒、尿赤便干的小儿食用。

黄瓜，清热解毒缓解痱子

▶黄瓜1条，洗净，切片，涂擦长痱子处，每日洗澡后及临睡前各用1次。

用黄瓜汁擦拭长痱子部位，能清热解毒，促进皮肤的新陈代谢，从而缓解痱子，帮助皮肤恢复原来的状态。

用荷叶煎水洗澡，预防和缓解痱子

▶荷叶2张，加适量水煎取药汁，将药汁放入洗澡水中用来给小儿洗澡。也可以将荷叶煎水500毫升，取药汁清洗长痱子部位。

中医认为，荷叶有清热凉血的功效，对于暑热引起的各种热性病症有预防和缓解的作用。暑夏时，用荷叶水洗澡，能预防和缓解小儿痱子。还可以搭配食用荷叶茶或荷叶粥，能帮助您家小宝贝清凉度长夏。

蚊虫叮咬

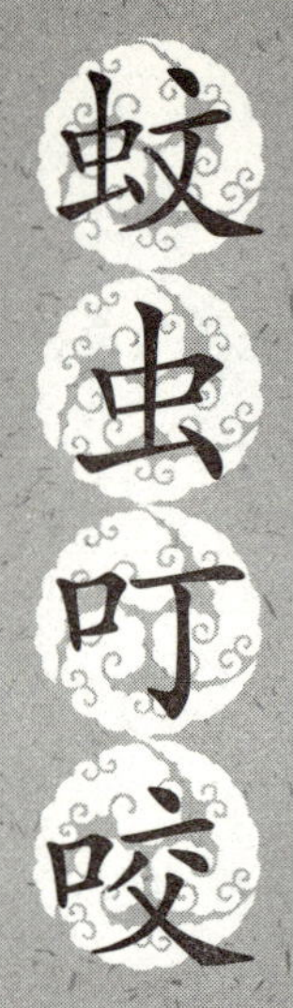

在炎热的夏天，小儿身着单衣薄衫，而此时正是许多蚊虫活动最为猖獗之时，家中的小儿易受到蚊虫的骚扰，红肿瘙痒，让大人们看得心疼。

小儿被蚊虫叮咬后，如果不及时处理，小儿会因为瘙痒而抓挠皮肤，很容易引发感染，导致更严重的后果。因此，当小儿受到蚊虫叮咬时，家长要及时并正确处理，以减轻不适，避免因抓挠而造成感染。

其实，有不少常见的食物具有消肿止痒的功效，对一般的蚊虫叮咬有效，而且取材天然，没有化学制剂，对皮肤的刺激和伤害几乎为零，家长们不妨用它们来对付蚊虫叮咬。

主要症状

遭到蚊虫叮咬后，局部出现红肿、瘙痒、疼痛、发麻，严重的还会引起大片红色丘疹。

解决办法

预防为主，皮肤暴露部位涂抹防蚊虫产品；受叮咬后立即涂抹具有消肿止痛、消炎止痒功效的药膏；尽量防止小儿抓挠。

橘皮“蚊香”，驱蚊又消除异味

夏天的时候，在室内点燃干橘皮，不仅能驱蚊，橘皮的芳香气味还能帮助您把屋内的异味清除掉。

藿香正气水，帮助小儿防蚊虫叮咬

在小儿洗澡水中倒入一小瓶藿香正气水，或将藿香正气水稀释后涂抹在小儿暴露于衣服外的皮肤上。

藿香正气水的味道比较特殊，蚊虫对其味道比较“反感”，给小儿用藿香正气水洗澡，或者是涂抹藿香正气水，能有效预防蚊虫叮咬。

芦荟也是消炎止痒的好帮手

芦荟中的一种特殊成分具有消炎止痒的功效，蚊虫叮咬只是“小菜一碟”。当小儿被蚊虫叮咬后，家长只需要将芦荟嫩叶的绿色外皮撕开，把透明的芦荟汁液涂抹在被咬的地方就可以了。最好多涂抹几遍，而且还要注意不要让小儿舔皮肤上涂抹的芦荟汁。

新鲜薄荷汁，止痒防叮咬

薄荷含有的龙脑具有清凉止痒的功效，小儿被叮咬后，用新鲜的薄荷绞汁，然后涂抹在蚊子包上，既能让局部皮肤凉凉的，还能止痒，避免小儿抓挠。

鲜马齿苋汁，止痒消肿快

▶ 鲜马齿苋适量，洗净后绞汁，用马齿苋汁涂抹蚊子叮咬处，几分钟后蚊子包就会不痒了。

马齿苋具有清热解毒的功效，对蚊子叮咬引起的痛痒有效，对其他昆虫叮咬也有效。

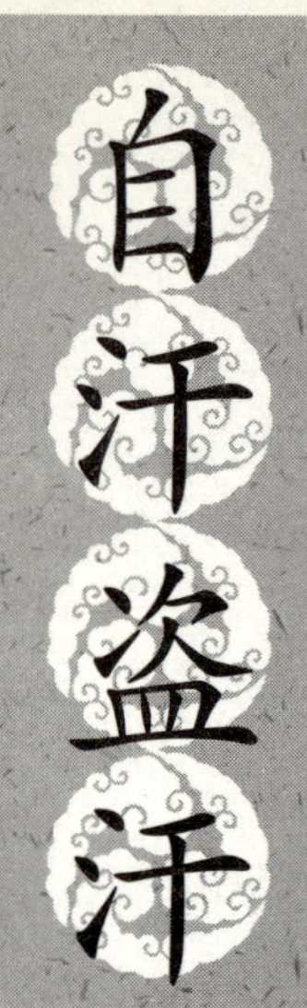

自汗盗汗

小儿自汗盗汗，即小儿不因用发汗药或气候炎热、运动、精神紧张等刺激而自然出汗。其中，自汗是指小儿在清醒时稍微一活动就全身出汗，尤其是头面部出汗特别多。盗汗是指小儿入睡后大量出汗，醒后出汗现象就会停止。

中医认为，肺主皮毛，脾主肌肉，小儿一旦肺脾气虚、表虚不固，就会出现自汗盗汗的情况。因此，小儿自汗盗汗的调理通常以补虚为主，气虚者补益脾肺，阳虚者温振卫阳，阴虚者养阴清热。

主要症状

自汗：不论半天、黑夜，自然出汗，出汗后多有疲乏、身体寒凉等现象。盗汗：夜间出汗，伴面色潮红、食欲不振、体质虚弱，经常会出现整夜出汗的现象。

饮食宜忌

饮食宜营养均衡、全面；及时补充水分；适量补充钙、锌、维生素 D；少吃冷饮和寒性食物；忌吃油炸、熏制、辛辣食物。

解决办法

多吃含钙丰富的食物，如奶、奶制品、虾皮、芝麻、海带、鱼等；多吃含维生素 D 丰富的食物，如动物肝脏、禽蛋等。

玉米芡实粥，暖脾胃、止虚汗

芡实 15 克，玉米粉 30 克，糯米 40 克，白糖适量。将芡实、糯米洗净，加适量水煮粥，将成时，边加入玉米粉边搅拌，最后加白糖调味即成。佐餐食用。

芡实性平，味甘、涩，具有固涩止汗的功效；玉米能调中和胃；而糯米有补中益气、健脾止泻的功效。三者搭配，具有暖脾胃、止虚汗的作用。

核桃山药莲子羹，补虚止汗效果好

▶ 莲子肉、核桃仁各 30 克，山药、黑豆各 15 克，冰糖少许。将上述食物放入锅中，加适量水，大火烧开，转小火煮至黑豆熟烂，加冰糖煮化即成。

《本草汇言》中记载，黑豆“煮汁饮，能润肾燥，故止盗汗”。此方中，用黑豆搭配补肾固精的核桃仁，补脾止泻、补肾涩精的莲子和健脾益肾的山药，补虚止汗功效更佳。

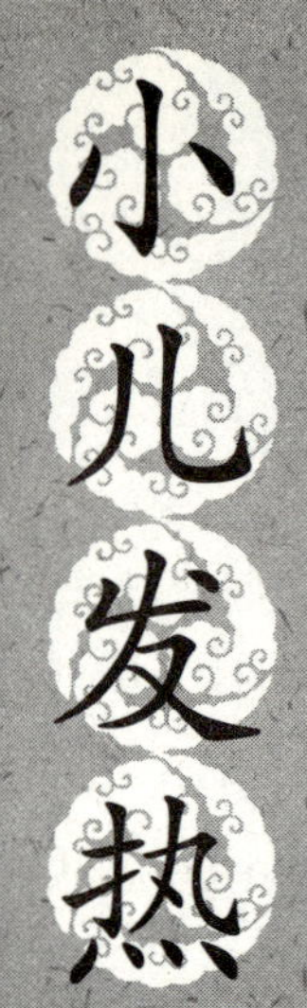

小儿发热

小儿发热，按照发热程度分为低热（37.5~38℃）、中等热（38.2~39℃）、高热（39.1~40℃）、超高热（40℃）。

诱发小儿发热的原因有很多，如病毒性感染、中暑、接种疫苗及其他疾病等。当小儿出现发热情况时，要及时排查发热原因，运用正确的方法帮助小儿降温，同时要及时就医，在医生的指导下用药，以避免发生严重后果。

主要症状

体温升高，面部发红，同时伴有烦躁、小便发黄、精神萎靡等症状。

解决办法

当发现小儿体温升高，应及时就医查找发热原因，在医生的指导下用药。当家离医院较远而交通又不方便时，遇高热时不要不顾一切地往医院跑，可在家中先做紧急处理，如用湿冷毛巾敷额头、擦身体，或用稀释后的医用酒精擦拭小儿的颈、腋窝、胸背和四肢等，帮助小儿散热。

冬瓜荷叶汤，清热利尿好散热

▶ 冬瓜250克，荷叶1张，盐适量。冬瓜洗净，连皮切块，与荷叶一起放入锅中，加入适量水煮至冬瓜熟软，加盐调味即成。吃冬瓜，喝汤，佐餐食用。

冬瓜搭配荷叶，有清热解毒、利尿消肿的功效。小儿发热时喝冬瓜荷叶汤，清热的同时通利大小便，促进热毒的排出，利于散热。

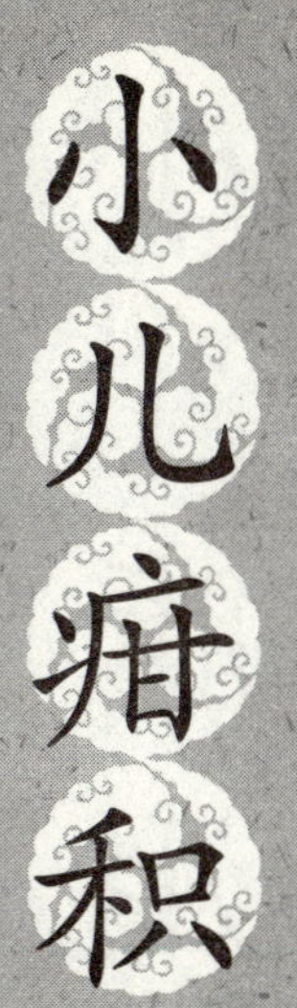

小儿疳积

小儿疳积，又称营养不良，是一种慢性营养缺乏性疾病，以形体消瘦、面黄发枯、精神萎靡或烦躁、腹部胀大、饮食异常为特征，多见于3岁以下的婴幼儿，又称“奶痨”，大多由于喂养不当或某些疾病影响，导致脾胃功能受损、气液耗伤而形成的慢性病症。小儿疳积因起病缓慢，病程绵长，可影响小儿生长发育。

主要症状

精神萎靡或容易烦躁、面黄肌瘦、毛发焦枯、腹部胀大、饮食异常等。

解决办法

哺乳期提倡母乳喂养，正确添加辅食；小儿饮食宜清淡、营养全面、易消化；忌给小儿喂食过硬、辛辣、油腻、生冷及不干净的食物；纠正小儿暴食、偏食、挑食。

山药粥，促进消化、增强免疫力

▶ 山药、粳米各100克，白糖适量。山药洗净，去皮，切成块；粳米淘洗干净，放入锅中，加入适量水、山药块一同煮成粥，最后加糖调味即成。

山药含有大量的黏液蛋白、维生素及微量元素，常吃可增强免疫力。山药含有淀粉酶、多酚氧化酶等物质，有促进脾胃消化吸收的作用，是一味平补脾胃的药食两用之品。对于脾胃功能较弱的幼儿来说，此粥是调理脾胃的食疗佳品。

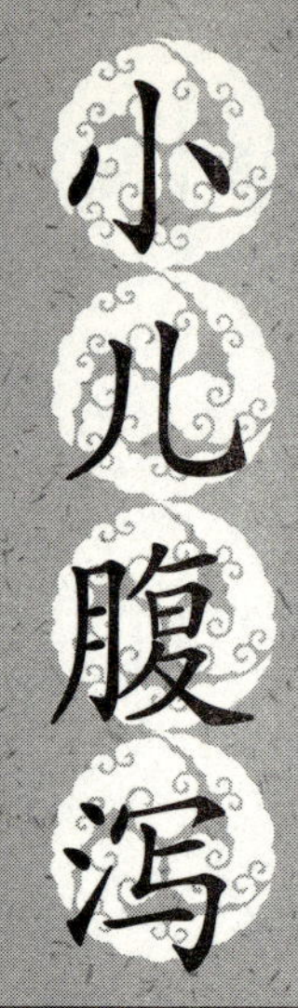

小儿腹泻

小儿腹泻是一组由多病原、多因素引起的以大便次数增多和大便性状改变为特征的儿科常见病。发病年龄多在2岁以下，1岁以内者约占50%。

中医认为，小儿腹泻主要病变在脾胃，多因感受外邪、内伤饮食、脾胃虚弱所致。小儿腹泻后要及时就医，在治疗的同时，配合食疗，通过饮食消食导滞、化湿和中、清热利湿、补脾温肾，促进疾病痊愈。

主要症状

小儿腹泻时，排便次数会比正常情况下多，轻者4~6次，重者可达10次以上，甚至数十次；大便为稀水便、蛋花汤样便，有时是黏液便或脓血便。同时还可伴有吐奶、腹胀、发热、烦躁不安、精神不佳等症状。

饮食宜忌

饮食宜清淡、易消化；调整奶粉浓度；及时补充水分；控制饮食；避免食用膳食纤维较多的食物；忌吃寒凉食物和冷饮。

解决办法

小儿腹泻时，易导致营养流失，因此在腹泻期间要注意营养的补充，宜选择瘦肉、去皮的鸡肉、鱼类、蛋、豆腐等不油腻且富含蛋白质的食物。

苹果泥，唾手可得的“止泻药”

▶ 苹果1个，洗净，放入碗中隔水蒸熟，晾温后刮泥喂给小儿即可。

苹果含有的纤维比较细，对肠道的刺激小，非常适合腹泻的宝宝食用以补充营养。另外，苹果中所含的果胶鞣酸具有吸附和收敛的作用，对幼儿单纯性良性腹泻有缓解作用。

宝宝腹泻不要慌，胡萝卜汤起效快

▶ 新鲜胡萝卜250克，洗净，连皮切成块，放入锅中，加入适量水煮至胡萝卜软烂，去渣取汁。每日1剂，分2~3次服完。

胡萝卜所含的果胶能促使大便成形，吸附肠黏膜上的细菌、毒素，是一种良好的止泻食物。

肚子受凉腹泻，宜喝生姜茶

▶ 生姜、红茶各适量。生姜洗净，切成碎末。锅加水烧开，放入姜末煮10分钟，关火，加入红茶泡5分钟即成。每日2~3次。

中医认为，生姜性温，具有解表散寒、温中止呕的功效。因此一般受凉后都用生姜煮汤来驱散风寒，其实，宝宝受凉了腹泻，适量喝一些生姜茶或者姜汤，能温胃散寒，缓解腹泻症状。

山药糯米粥，健脾止泻味道好

▶ 糯米30克，山药15克，胡椒粉、白糖各适量。糯米略炒，然后与山药一起下锅，加适量水煮粥，待熟后加胡椒粉及白糖调味即可。佐餐食用。

山药营养丰富，具有补脾胃、益肺肾的功效，是病后食补的佳品，搭配能健脾暖胃、补虚补血的糯米一起煮粥，对脾胃虚寒引起的小儿腹泻有缓解作用。

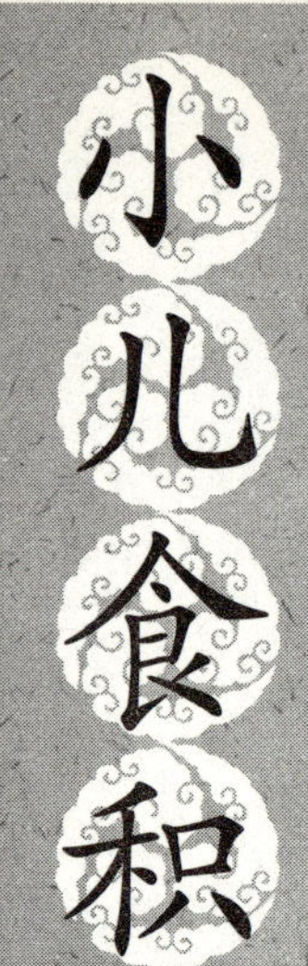

小儿食积

小儿食积相当于西医中的消化不良，是因小儿喂养不当、内伤乳食、停积胃肠、脾运失司所引起的一种小儿常见的脾胃病证。

小儿食积若不及时治疗，会迁延难愈，并转为慢性，严重影响脾胃的运化功能，进而影响人体对食物中营养物质的消化吸收，从而造成营养和生长发育障碍。我们可以采用对症饮食单方来进行调理。

主要症状

消化不良、嗳气仅酸、肚腹胀满、大便干燥或时干时稀、舌苔厚腻、脉滑。如果积滞日久，郁而化热，还会出现夜卧不宁、睡喜伏卧、辗转反侧、手足心热、排气恶臭等症状。

饮食宜忌

喂养要科学，最好定时、定量；多吃青菜和水果；注意营养全面均衡；少给小儿高热量、高脂肪、高糖的食物。

解决办法

家长在喂养过程中，要注意避免给小儿进食过多高热量、高脂肪、高糖的食物，如巧克力、炸鸡、汤圆等，以免加重宝宝的肠胃负担。

鸡内金粥，消食健胃千古良方

▶ 鸡内金1个（焙干），粳米适量。粳米淘洗干净，放入锅中，加入适量水煮粥；鸡内金焙干研为细末，待粥将成时放入粥中拌匀，煮至粥熟即成。每日1次。

自古以来，鸡内金就是消食健胃的良药，常用于食积不化、消化不良等症。鸡内金同粳米一同煮粥，既能消食，又能健脾胃。

麦芽茶，缓解小儿食积、腹胀

▶ 麦芽25克，洗净，放入锅中加适量水煎沸5分钟，滤渣取汁。代茶饮用。

麦芽是消食类中药，能健胃消食，尤其利于淀粉含量高的食物的消化，可用于小儿积食、饱食后腹胀。

黑芝麻山药泥，健胃消食、润肠通便

▶ 山药100克，炒熟的黑芝麻20克，蜂蜜1小匙，白糖或蜂蜜适量。将山药洗净、去皮、切块，蒸熟后捣成泥，然后把炒好的黑芝麻捣碎，再把山药泥和碎芝麻混合在一起，加入白糖或蜂蜜调味。佐餐食用。

山药含有淀粉酶、多酚氧化酶等物质，有利于改善脾胃消化吸收功能，搭配具有润肠通便作用的黑芝麻，对脾胃虚弱引起的消化不良、食欲不振等有改善作用。

生姜也是促进消化的好食物

▶ 生姜、粳米各适量。生姜洗净，切细，绞汁；粳米淘洗干净，放入锅中，加入适量水煮粥，待粥将成时加入生姜汁煮至粥熟即成。佐餐食用。

生姜能温胃健脾、促进消化、增进食欲。因此，小儿食积时，适量吃些生姜可以帮助消化。

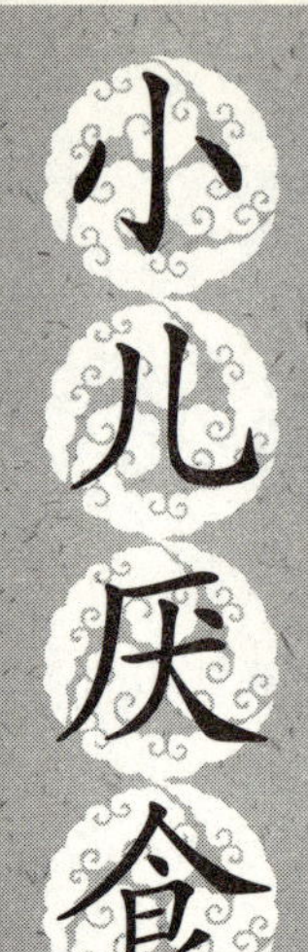

小儿厌食

小儿厌食是指较长时间对正餐食欲减低、食量减少，甚至拒食，或进餐时间长、有挑食偏食的习惯等，是1~6岁儿童成长过程中常见的一种症状，多发于1~3岁的儿童。

中医认为，小儿脾胃娇嫩，胃肠消化功能不全，若受寒热刺激、饥饱失调或贪吃生冷，就会损伤脾胃，引起小儿胃口不好，饮食不下。另外，有些儿童平时喜欢吃零食，特别是糖类食物，或在吃正餐前吃东西、喝饮料等，都会影响正餐的食欲。

长期厌食容易导致小儿营养不良，严重的还会影响生长发育。因此，一旦发现家中的儿童有厌食表现，一定要及时排查原因，及时纠正。

主要症状

小儿在较长的时间内食欲不振、食量少，甚至拒食，同时伴有形体消瘦、营养不良、面色萎黄等。

饮食宜忌

宜吃易消化的饭菜；多吃健脾养胃的食物；多吃富含锌元素的食物；多吃蔬菜和粗粮；少吃油腻、生冷干硬食物。

解决办法

研究表明，小儿厌食与锌元素的缺乏有密切关系，因此平时要多给儿童吃富含锌的食物，如牡蛎、核桃、贝类、虾等。

小儿脾胃较弱，如果经常吃生冷食物或喝冷饮，容易损伤脾胃而导致食欲不佳，因此儿童尤其是幼儿要少吃生冷食物，少喝冷饮。另外，甜食也会影响食欲，儿童在饭前不宜食用甜食，平时也不宜过多吃甜食。

山楂山药饼，消食化积、健脾养胃

▶ 鲜山楂、鲜山药各等份，白糖适量。鲜山楂洗净，去核；鲜山药洗净，去皮。将山楂肉和山药放入碗中，加入白糖，蒸熟后晾凉，压成饼。当点心食用。

补脾养胃的山药，搭配消食化积的山楂，非常适合因脾胃虚弱而厌食的儿童食用。另外，山楂山药饼味道酸甜，宝宝们都爱吃。

小米山药橘皮粥，健脾、消积、开胃一箭三雕

▶ 小米 50 克，鲜山药、新鲜橘皮各 10 克。鲜山药洗净，去皮；新鲜橘皮洗净，切丝；小米淘洗干净。将材料一起放入锅中，加入适量水煮成粥。佐餐食用。

这道粥黄白相间，甚是好看，能从视觉上刺激儿童的味蕾。另外，这道粥能健脾、消积、开胃，非常适合因脾胃虚弱而致厌食的儿童食用。

西红柿，消食开胃好果蔬

▶ 西红柿适量，洗净后直接食用。或者去皮，榨汁饮用，每日喝 1~2 次，每次 100 毫升。

《陆川本草》记载，西红柿有“生津止渴，健胃消食，治口渴、食欲不振”的作用。因此，吃西红柿或喝西红柿汁可消食化积、开胃健脾。但是，需要注意的是，西红柿性微寒，正患腹泻的儿童在未痊愈前要尽量少吃。

乌梅茶，酸酸甜甜真开胃

▶ 乌梅 60 克，冰糖适量。将乌梅与冰糖加水煮汁。代茶饮用。

乌梅性温，味酸，有生津止渴、健脾开胃的作用。现代研究认为，乌梅含有的枸橼酸对食欲不振有很好的疗效。所以当儿童不喜欢吃饭时，不妨给她煮一碗乌梅茶，酸酸甜甜的味道会让他（她）胃口大开。

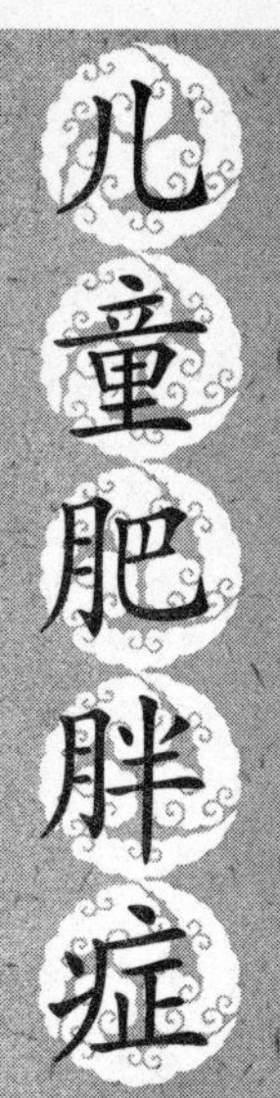

儿童肥胖症

儿童肥胖症，是指儿童由于长期能量摄入超过身体的消耗，造成体内脂肪积聚过多，而使体重超过标准体重的20%以上，是一种营养障碍性疾病。肥胖容易使小儿越来越不爱运动，越不运动则越肥胖，影响到小儿的健康。更严重的是，儿童时期的肥胖很可能是成年后高血压、糖尿病、冠心病、痛风等慢性病的诱因。

控制饮食和加强运动是减肥的两大法宝，但由于儿童处于身体生长阶段，任何过激的治疗方法都会对其生长发育造成不良影响。因此，在使用食疗方法帮助儿童控制体重时，家长最好咨询医生，在医生的指导下帮助肥胖儿减重。

主要症状

体重超过正常标准20%以上；不爱运动，喜欢吃甜食和油腻食物；食欲极好，食量大。

饮食宜忌

控制总能量的摄入；多给儿童吃蔬菜水果；多吃粗粮、杂粮；适量补充蛋白质、矿物质和膳食纤维；严格限制甜食及油脂类食物的摄入；饭前喝碗汤，帮助减少进食量。

解决办法

拍黄瓜，家常小菜也能瘦

▶ 黄瓜200克，醋、盐、蒜各少许。黄瓜洗净，拍碎；蒜去皮，洗净，拍碎。将黄瓜、蒜、醋、盐一起放入盘中，拌匀即成。佐餐食用。

黄瓜中含有的丙醇二酸等成分可抑制糖类食物转化成脂肪；所含的膳食纤维能促进肠道中腐败食物的排泄和降低脂肪吸收。

第四章 女人健康美，只需小成本

爱美之心人皆有之，每个女人都渴望自己永远年轻、漂亮、健康。但是，时间的脚步并未因为我们惧怕衰老而停止前进的脚步，周遭的环境也并没有因为我们美丽与健康的需求而出现翻天覆地的变化。“客观”条件无法改变，那女性就需要改善“主观”条件了，巧用食物内吃外用改善自身的健康问题，让美丽和健康多多“眷恋”自己。

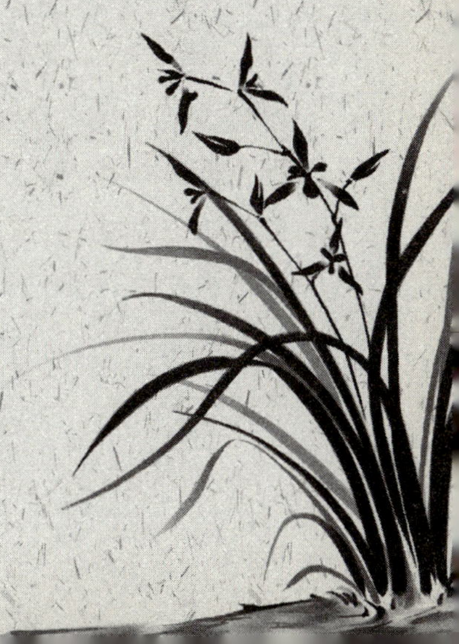

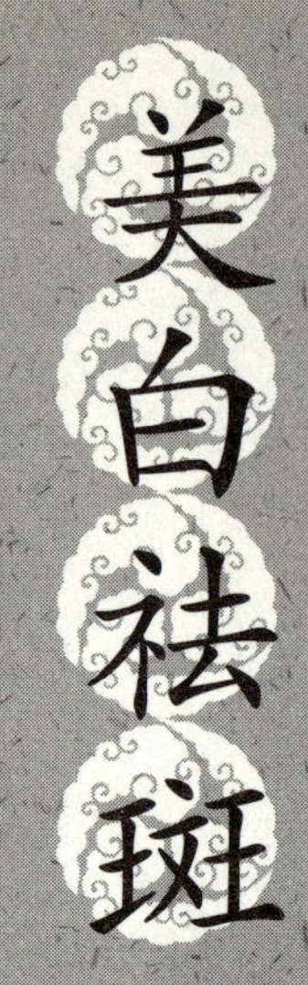

美白祛斑

女为悦己者容，爱美是女人的天性。皮肤暗沉、黝黑以及恼人的斑斑点点，会让皮肤失去光彩，这时美白祛斑就成了美容的重头戏。除了使用相应的保养品外，不要忽略了身边的食物，我们餐桌上的食物也能让皮肤变白、让色斑淡下去。

美丽障碍

肤色暗沉、发黄、黝黑，有色斑。

保养对策

做好防晒工作；多食用动物肝脏、牛奶、芝麻等富含维生素 C 及亚油酸的食物。

牛奶美白洁面水，肌肤白嫩没商量

▶ 适合肤质：各种肤质。 美丽成本：2 元。

▶ 牛奶 1 袋，用化妆棉均匀涂抹到脸上，保持 10~15 分钟，洗净即成。

为了方便，不少家庭买牛奶通常都会买一箱，但有时会因喝不完而过期，而扔掉又可惜。这时，可以用过期的牛奶洗脸，能起到美白的效果。另外，过期的牛奶中因为产生了大量的乳酸，能软化角质；牛奶所含的酵素成分还能达到消炎、消肿和舒缓皮肤的功效。当您被紫外线晒黑并出现红肿时，可以用牛奶来洗脸，既能美白，又能修复伤后皮肤。

玫瑰黄瓜面膜，细致、嫩白势不可挡

▶ 适合肤质：各种肤质。美丽成本：5 元左右。

▶ 鲜玫瑰花瓣 30 ~50 片，小黄瓜 1 小段，面粉 1 大匙。将鲜玫瑰花瓣浸入 1 碗沸水中约 1 小时，即成玫瑰花水；小黄瓜洗净，用擦泥板擦成泥。将小黄瓜泥和面粉一起放入面膜碗中，加入适量玫瑰花水搅拌均匀即可。洗脸后，将面膜均匀地涂抹在脸上，10 分钟后用温水洗净。每周 1~2 次。

玫瑰含有丰富的维生素 C，能活血、抑制黑色素生成，促进血液循环和新陈代谢，滋润皮肤，让脸部肌肤细致、嫩白。

苦瓜鸡蛋蜂蜜面膜，祛斑、美白、防皱、紧致

▶ 适合肤质：各种肤质。美丽成本：3~5 元。

▶ 苦瓜半根，鸡蛋 1 个，蜂蜜 1 大匙。苦瓜洗净，去子，切块，放入榨汁机中榨汁，滤渣取汁；鸡蛋磕破，取蛋清。将所有材料拌匀。洗脸后，将面膜纸放入面膜中，充分浸透后取出敷在脸上，15 分钟后取下，用温水将脸洗净。每周 1~2 次。

苦瓜能使肌肤嫩白、柔软，长期使用还有祛斑、除皱的作用；蛋清能收缩毛孔、紧致肌肤。

白芷杏仁蜜面膜，肌肤白皙不怕晒

▶ 适合肤质：各种肤质。美丽成本：5 元左右。

▶ 杏仁粉 9 克，白芷粉 3 克，冰片粉少许，面粉 1 大匙，蜂蜜适量。将杏仁粉、白芷粉、冰片粉过筛，取细粉，然后与面粉调匀，保存在干燥的密封罐中。使用前，先将蜂蜜加少许温水调至浓稠，然后取出罐中的面膜粉与蜂蜜水调匀。洁面后，将面膜均匀地涂抹于脸上，10~15 分钟后用温水洗净。每周 1~2 次。

经常使用白芷护肤，能改善局部血液循环，改善皮肤色素沉积；杏仁具有清火解毒的功效，对因湿热导致的痤疮也有效。

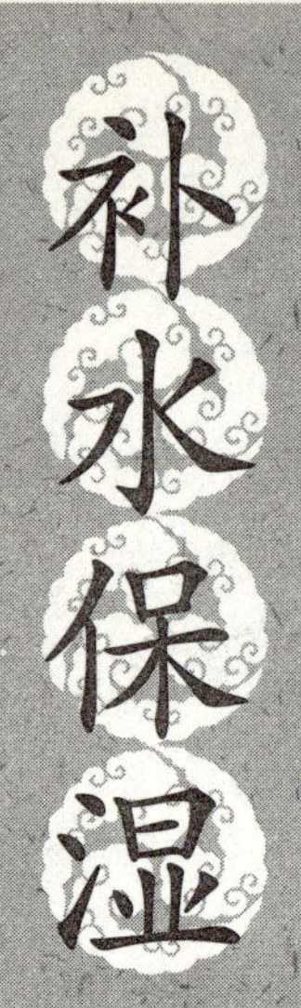

补水保湿

皮肤是人体的“保护膜”，为内部组织“遮风挡雨”。皮肤看似很强大，其实很“脆弱”，要经受饮食、年龄、睡眠、环境等的影响，尤其是在换季的时候，皮肤干燥总是会不请自来。这个时候，补水保湿就成了一件大事。

人的皮肤之所以会越来越干燥，是因为皮肤保存水分的能力下降了，皮脂腺分泌也随之减少，使皮肤中的水分不断流失。对付皮肤干燥，要经常覆补水面膜，同时多食用具有润泽肌肤、滋阴补水的食物，让皮肤由内而外变得水灵灵的。

美丽障碍

皮肤干燥、起皮，感觉紧绷不自然。

保养对策

选择滋养型的保养品，做好补水保湿工作；保证充足的睡眠和良好的心情；多吃具有润肤作用的天然食物，如木瓜、松子、蛋黄、蜂蜜、山药、红枣、甘薯等。

西瓜苹果洁肤水，滋润肌肤不油腻

▶ 适合肤质：各种肤质。美丽成本：15~20 元。

▶ 西瓜半个，苹果 1 个。西瓜洗净，去皮，去子；苹果洗净，去核。将西瓜和苹果一起放入榨汁机中榨汁，去渣，然后将汁液存于玻璃器皿中。先用温水将脸部打湿，然后用洁肤水清洗脸部，最后用温水洗净。

这款洁肤水能有效清洁肌肤细胞中的污垢，改善皮肤油腻，滋润肌肤，让肌肤变得更加水嫩。经常用这款洁肤水，还能预防痤疮。

每天 1 杯黄瓜汁，能让肌肤捏出一把水

▶ 适合肤质：各种肤质。美丽成本：1 元。

▶ 黄瓜 1 根，洗净后切块，放入榨汁机中榨汁，滤渣，取汁液。洗脸后将黄瓜汁涂抹于脸上，20 分钟后用温水洗净。隔日 1 次。

黄瓜中含有丰富的维生素 E 和黄瓜酶，其中维生素 E 是强抗氧化剂，对预防皮肤衰老有益，而黄瓜酶有很强的生物活性，能有效促进皮肤的新陈代谢。用黄瓜汁涂擦皮肤，有润肤、舒展皱纹的功效。

白芷绿豆粉面膜，抗菌保湿告别干燥

▶ 适合肤质：各种肤质。美丽成本：3~5 元。

▶ 绿豆粉 3 小匙，白芷粉 2 小匙，蜂蜜、牛奶各适量。将绿豆粉与白芷粉放入碗中搅匀，然后加入牛奶、蜂蜜搅拌均匀即可。洁面后将面膜均匀地敷在脸上，15 分钟后用温水洗净即可。

绿豆粉、白芷粉具有清热、消炎、抗菌的功效，对因内热、便秘引起的皮肤干燥有缓解作用；蜂蜜、牛奶是滋润肌肤的佳品。四者搭配，让皮肤告别干燥，变得水润光滑。

木瓜酸奶沙拉，清爽润泽挡不住

▶ 木瓜半个，酸奶 1 杯。木瓜去皮，洗净，切成小块，放入碗中，倒入酸奶拌匀即成。佐餐食用。

木瓜中含有大量水分、蛋白质、脂肪、多种维生素及多种人体必需的氨基酸，这些营养物质对维持皮肤正常新陈代谢、保持皮肤滋润有益。酸奶可促进消化，预防和缓解便秘，便秘问题解决了，因便秘引起的皮肤干燥也就迎刃而解了。二者搭配，不仅清凉爽口，而且能润泽肌肤。

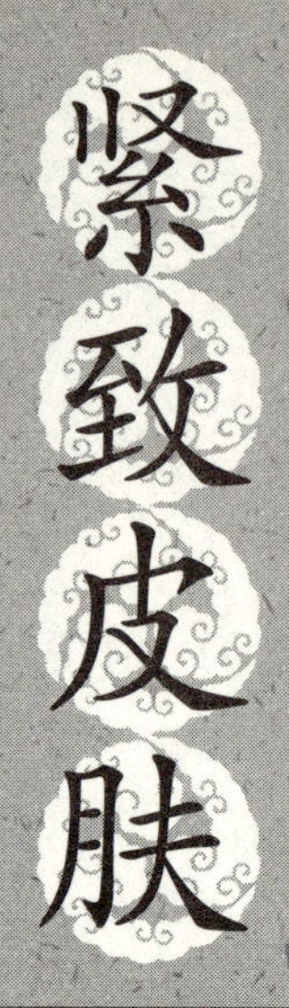

紧致皮肤

如果生活就像柠檬一样，酸酸甜甜的，肯定特别幸福。但是，如果脸部像柠檬一样，有不少粗大的“毛孔”，对于爱美的女性而言，只能用苦涩和困扰来形容了。

青春期时，由于激素分泌原因，人的皮脂腺分泌比较旺盛，如果没有及时清理干净，就会吸收污垢堵塞毛孔，造成皮肤问题。另外，随着年龄的增长，皮肤的血液循环会逐渐减慢，皮下脂肪层也会变得松弛而没有弹性，皮肤会加速老化，毛孔也会随之扩大。

因此，女性朋友要注重皮肤的保养，长期坚持敷面膜，并通过饮食进行内在调养，还肌肤以紧实细腻。

美丽障碍

毛孔粗大、泛红，油脂分泌过多等。

保养对策

首先，要深层清洁毛孔中的污垢，然后用化妆棉蘸取冰过的化妆水敷在脸上，能起到收敛毛孔的效果。

西红柿橙子面膜，清洁、收缩毛孔

▶ 适合肤质：一般肤质。美丽成本：3 元。

▶ 西红柿、橙子各半个。西红柿洗净，切块；橙子洗净，去子，切块。将西红柿、橙子一起放入榨汁机中榨汁，然后用无菌滤布过滤，留取汁液。洁面后，用化妆棉将面膜汁液涂抹在脸部，20 分钟后用温水洗净。每周 2~3 次。

西红柿和橙子中均含有丰富的维生素 C，能够减少黑色素沉着，并且有很强的去污能力，能够使脸部毛孔清洁、通畅，进而收缩毛孔。

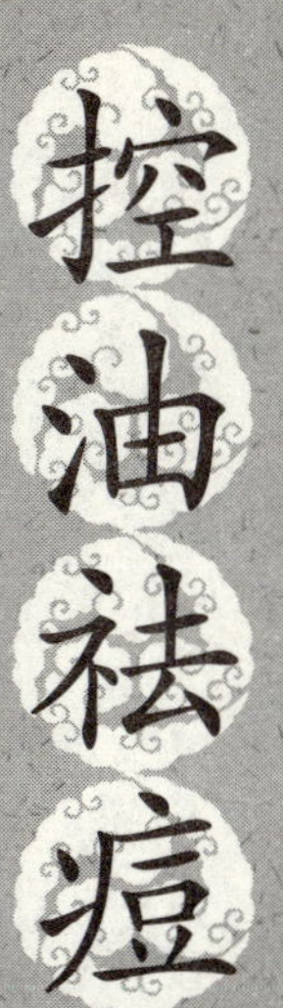

控油祛痘

各年龄阶段的女性均可能长痘痘。青春痘是由毛囊及皮脂腺阻塞、发炎所引起的一种皮肤病，而成人痘指度过了青春期脸上仍冒着的红红的痘痘。

除了痘痘的困扰外，许多女性还被皮肤经常泛油光、毛孔粗大等问题困扰，其实这些都是油性皮肤在充分地展现着自己的特性。

皮脂分泌多，如果不及时清洁，很容易淤积堵塞毛囊口，导致毛孔粗大并催生痘痘。因此，要想让肌肤焕发光彩，不仅要祛痘，还要控油。

美丽障碍

脸部经常“油光满面”、毛孔粗大、长痘痘。

保养对策

保持皮肤清洁干爽；多吃杏仁、南瓜、牡蛎等有助于祛痘的天然食品；养成规律的生活习惯；忌吃油炸、辛辣食物。

蛋清米醋面膜，抑制细菌防痘痘

▶ 适合肤质：油性皮肤。美丽成本：1~2 元。

▶ 鸡蛋 1 个，米醋适量。鸡蛋磕破，取蛋清放入碗中，倒入米醋（不搅拌），3 天之后取出搅拌均匀即可。洁面后，将面膜均匀敷在脸上，15 分钟后用清水洗净即可。每周 1 次。

醋能改变皮肤的酸碱度，软化皮肤的角质层，还能抑制细菌滋生，使毛孔通畅，减少感染性皮肤病的发生。长期使用本面膜，能增加皮肤的水分和营养，清洁肌肤，预防痘痘的产生。

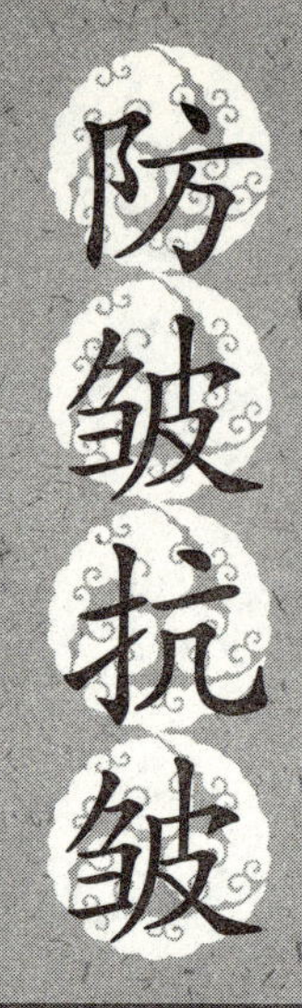

防皱抗皱

皱纹的产生是皮肤老化的结果，那么，皮肤老化跟年龄成正比吗？答案是否定的。仔细观察身边的朋友，您会发现，有不少朋友虽然很年轻，但脸色已呈“衰色”，而有些嫩白光滑的皮肤总会欺骗我们的眼睛，让我们误以为她们比实际年龄年轻好多。

皮肤什么时候起皱纹，这与遗传、环境、日常保养等息息相关。要想平复皱纹，保持肌肤娇嫩，需要各个方面的配合，如使用嫩肤面膜、要保证充足的睡眠、饮食要均衡并多吃抗氧化抗衰老食物等。

美丽障碍

皮肤没有弹性，有皱纹。

保养对策

平时注意防晒；选择具有抗氧化、活肤保湿功效的保养品；多吃西红柿、葡萄、西蓝花、胡萝卜、洋葱、菠菜等富含抗氧化活性物质的食物。

蜂蜜牛奶面膜，美白嫩肤防皱纹

▶ 适合肤质：各种皮肤。美丽成本：3.5 元。

▶ 蜂蜜 1 大匙，奶粉 3 大匙，鸡蛋 1 个，维生素 E 胶囊 1 粒。鸡蛋磕破，取蛋清，然后与维生素 E 油液、蜂蜜、奶粉混合，拌匀即可。洁面后，将面膜均匀地涂抹在脸上，15 分钟后用温水洗净。每周 1~2 次。

蜂蜜有很好的滋润效果，而维生素 E 具有抗氧化活性，是抵抗皮肤衰老的重要物质。经常用这款面膜敷脸，能滋润、美白肌肤，还能让肌肤变得更加娇嫩，延缓皱纹的出现。

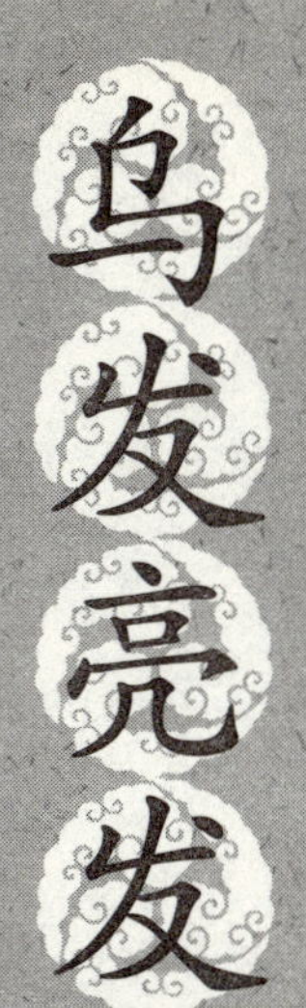

乌发亮发

长发飘飘是很多女性追求的目标。但是，长发也经常伴随一些问题困扰着女性，例如，头发干枯、毛糙，没有光泽，发尾还容易分叉，每天就像顶着一窝杂草似的；还有的早生华发，即使染了头发，还是不可避免地被细心的人挑出一两根白头发。

当头发出现问题时，要及时保养，以免使头发干枯、白发状况更糟糕，甚至影响到形象魅力。

美丽障碍

头发干枯、毛糙、分叉，无光泽，有的还容易绞在一起；少白头。

保养对策

每隔 1~2 个月修剪一次头发；选择含有氨基酸和维生素成分的洗发水；平时不要让头发过多暴露在强烈的太阳光下。

黑芝麻护发油，润发乌发保养品

▶ 适合发质：干性、受损发质。美丽成本：5 元左右。

▶ 橄榄油 30 毫升，生黑芝麻 1 小匙。将生黑芝麻磨成粉末，然后用纱布挤出芝麻油。将芝麻油与橄榄油调匀即可。如果觉得磨黑芝麻不方便，也可以用香油代替。从发根距离头皮约 3 厘米的位置开始涂抹护发油，15 分钟后洗净。每周 1~2 次。

黑芝麻含有丰富的钾、磷、铁等成分，能为受损的头发提供充分的养分，减少白发，令乌发再现，还能防治脱发。黑芝麻与橄榄油配合使用，润发效果更加理想。

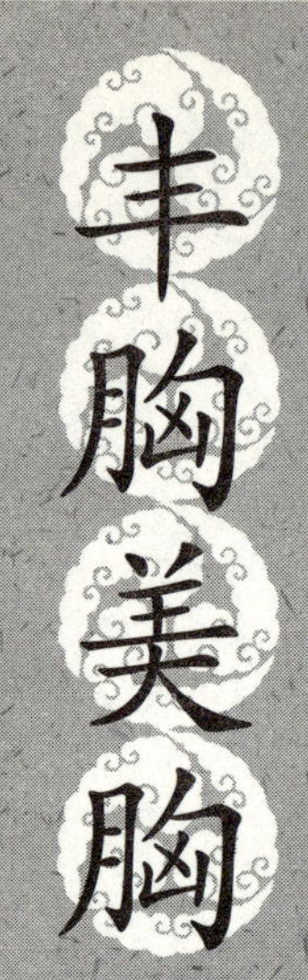

丰胸美胸

拥有傲人的"事业线"，不仅会让女性性感、散发无穷的魅力，还能让女性更加自信。而平坦、下垂的胸部总是或多或少给女性带来困扰，如身材上的不尽如人意、心理上的自卑等。因此，丰胸成为一股潮流。尽管现代医学已经相当发达，但丰胸术仍存在一定的风险。其实，女性朋友可以通过饮食、丰胸浴、穴位按摩等相对安全的方式丰胸美胸，同时获得健康与美丽胸部的双丰收。

美丽障碍

胸部平坦或娇小，乳房下垂、不够坚挺，胸部皮肤干燥、粗糙等。

保养对策

选择合适的文胸；不戴文胸睡觉；平时多按摩胸部穴位，注意乳头、乳晕和胸部皮肤的保养等；忌过度减肥，脂肪是保持乳房坚挺的物质基础，过度减肥相当于减胸。

食疗对策

多吃富含胶原蛋白的食物，如猪蹄、猪皮等；饮食营养要全面，蛋白质、脂肪、维生素、矿物质等都是胸部坚挺不可缺少的营养物质；木瓜、牛奶、豆浆等对胸部健美有益的食物宜多吃。

木瓜奶茶，排毒丰胸好饮品

▶ 木瓜、牛奶各适量，茶包 1 袋。木瓜去皮，洗净后切片；将茶包放入沸水中浸泡 5~10 分钟，取出扔掉，待茶晾温后倒入牛奶和木瓜片，拌匀即可。

佐餐饮用。

木瓜中含有丰富的木瓜酶，对胸部发育有很大的帮助，还能帮助润滑肌肤。木瓜中维生素C的含量也很高，能加速排出体内毒素，让皮肤由内到外清爽一新。牛奶中富含蛋白质、脂肪、钙等多种营养元素，这些营养元素对保持胸部健美具有重要的意义。

花生黄芪猪蹄汤，健脾养血、丰胸美胸

▶ 花生仁40克，黄芪10克，猪蹄1只，生姜、盐适量。猪蹄洗净，切块，凉水下锅煮净血水，捞出冲净；另起一锅，加猪蹄块、花生仁、黄芪、生姜和适量水，大火煮沸后转小火炖至猪蹄熟烂，最后加盐调味即成。佐餐食用。

猪蹄富含的胶原蛋白能促进乳房发育，因此有丰胸的效果。花生、黄芪是健脾养血的佳品，搭配猪蹄炖汤，既能健脾养血、美容养颜，又能丰胸美胸。

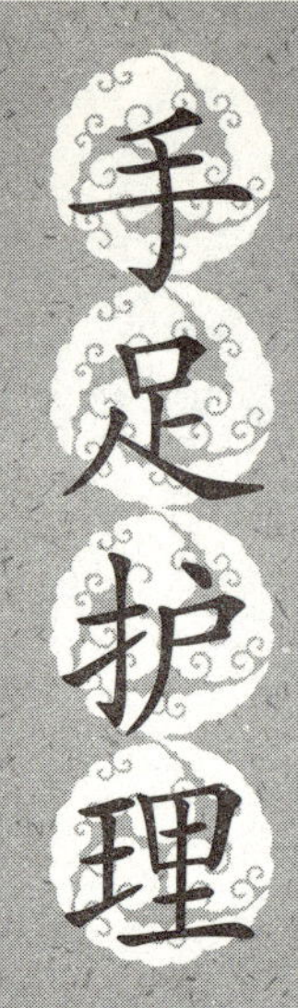

手足护理

手是女人的第二张脸，拥有一双纤纤玉手，能让女性更显楚楚动人，但很多女性只注意脸部的保养而忽略了手部的护理，虽然拥有一张美丽精致的脸，但双手却粗糙皲裂，让人不忍直视。

不少女性身材曼妙、面容姣好，但足部问题却让人不忍直视——有的干燥、起皮，有的出汗多、有异味等。到了秋冬季节，如果不注意足部的保养，很容易出现足部皮肤干裂、疼痛。

因此，为了健康，为了美丽，都要保养手足，让自己从头到脚都散发着健康美。

美丽障碍

局部皮肤干燥、粗糙，增厚发硬，有老茧，甚至出现皮肤皲裂，裂口方向多与皮纹一致，常有出血、疼痛。

保养对策

平时注意手、足部的保养，经常涂抹保养品，做手膜、脚膜；不宜用碱性肥皂洗手、足部；天气寒冷时，尽量避免手、足部过多暴露在空气中。

用牛奶做手膜，让双手更加嫩白

▶ 适合肤质：干性皮肤。美丽成本：2 元左右。

▶ 牛奶适量，用刷子沾上牛奶，然后刷在手上，15 分钟后用温水洗净双手，再涂抹护手霜。或者是用牛奶泡手 15 分钟，然后洗净双手。

牛奶的妙处真是多，常喝能为身体补充营养，强壮骨骼、营养肌肤，用来洗脸能美白肌肤，而做手膜能让双手更加嫩白。

蛋黄木瓜润手膜，让您的双手滋润娇嫩

▶ 适合肤质：干性皮肤。美丽成本：4~5 元。

▶ 木瓜半个，鸡蛋 1 个，橄榄油少许，保鲜膜 1 块。木瓜去皮、子，洗净后捣成泥；鸡蛋磕破，取蛋黄。将木瓜泥、蛋黄、橄榄油一起放入玻璃碗中搅匀。双手洗净后，将手膜均匀地涂抹在双手上，然后用保鲜膜包好双手，25 分钟后取下保鲜膜，用清水洗净，涂抹护手霜。每周 1~2 次。

木瓜中含有的木瓜酶有软化角质的作用，能去除死皮，软化手部老茧，有嫩手的功效。而蛋黄、橄榄油能润泽、细致手部肌肤，预防手部干裂。

柠檬醋，让您的双足更加嫩白

▶ 适合肤质：干性皮肤。美丽成本：3~4 元。

▶ 醋 1 大匙，柠檬 1 个。准备一盆温水；柠檬切开，绞汁，然后将柠檬汁、醋一起倒入温水中搅匀。用柠檬醋水泡脚，每周 2 次，1 次 10 分钟。

柠檬中的维生素 C 是美足不可缺少的营养物质，它能美白肌肤、减少斑点的产生，让足部保持嫩白。另外，柠檬和醋都能分解脂肪、杀菌，软化足部死皮，让双脚更嫩白。

薄荷玉米粉，让足部更清爽

▶ 适合肤质：各种皮肤。美丽成本：2~3 元。

▶ 玉米粉 150 克，干薄荷叶适量，婴儿油少许。干薄荷叶磨成粉末，与玉米粉、婴儿油一起搅拌均匀。双脚洗净、擦干后，取适量拌匀的粉末撒在脚趾间。

薄荷味道清新，玉米粉干爽无添加剂，婴儿油透明清润，三者搭配，能有效吸汗、止汗，保持足部干爽，抑制细菌滋生，消除异味。

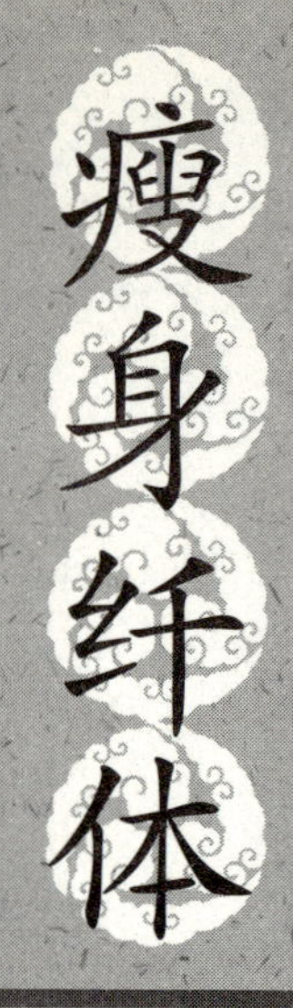

瘦身纤体

爱美之心人皆有之，在这个以瘦为美的时代，很多人总是不满意自己的身材，总觉得这儿胖了，那儿水肿了，或者是胳膊变粗了，有小肚腩了。于是，无不使出浑身解数与身上的肥肉“斤斤计较”。

“罗马不是一天建成的”，肥胖也是如此——各种丰富与过度精致的美食，让人不知不觉地吃下了过多的热量，却又缺乏运动，使得过度摄入的热量无法消耗，长久累积，最后成就了“肥胖”。

既然肥胖主要是吃出来的，那么，我们不妨利用日常餐桌上的食物让自己瘦下来。

美丽障碍

身材臃肿，体重超过正常体重的20%。脂肪型肥胖：捏起身上的肉，能明显看到皮下游离的脂肪。水肿型肥胖：身上水分比较多，肉肿胀而不肥。肌肉型肥胖：以小腿、胳膊最为常见，原来的肌肉松弛后被脂肪覆盖。

食疗对策

脂肪型肥胖者：多吃富含膳食纤维的绿叶蔬菜和新鲜水果；多补充水分，保持大便通畅；适量补充蛋白质和碳水化合物；忌吃高油脂、高盐、高糖食物。

水肿型肥胖者：控制饮水；多吃冬瓜、红小豆、黄瓜、豆芽等具有利水消肿作用的食物；忌吃高盐食物。

肌肉型肥胖者：适量补充蛋白质，少吃高蛋白食物；多补充水分；多吃蔬菜和水果。

每天1杯薏米山楂茶，消水肿纤身体

▶ 炒薏米适量，荷叶、山楂各2克。将炒薏米、荷叶、山楂放入锅中，加入适量水煎至一碗水，滤渣取汁。每日1剂，代茶饮用。

薏米能健脾渗湿，可用于水肿、小便不利等；荷叶具有清热解毒、凉血、止

血的作用；山楂是消食良品，能帮助消化。三者搭配，具有清热、利湿、消肿的功效，适合痰湿体质的肥胖者饮用。

红豆小米粥，利水消肿、健脾养胃

▶ 红小豆、小米各适量。将红小豆、小米分别淘洗干净，一起放入锅中，加入适量水煮至红小豆熟软即可。佐餐食用。

红小豆含有较多的皂角苷，可刺激肠道，有良好的利尿作用，对肾病、水肿型肥胖等有益。肥胖者多脾胃运化不佳，而小米具有健脾养胃的功效，非常适合这类人。

每天1根黄瓜，预防“游泳圈”

▶ 生黄瓜1根，洗净后直接食用。

黄瓜中所含的丙醇二酸可抑制糖类物质转变为脂肪，而且黄瓜热量低，非常适合肥胖者食用。此外，黄瓜中的膳食纤维能加速肠道蠕动，改善便秘，能预防因便秘引致的“游泳圈”。

燕麦红枣粥，减肥美容还瘦身

▶ 燕麦、粳米各50克，红枣5颗。燕麦、粳米淘洗干净，加入适量水和红枣煮至粥熟软。佐餐食用。

燕麦富含膳食纤维，容易使人产生饱腹感，而且还对便秘引起的“游泳圈”有改善作用。用燕麦搭配补血活血的红枣煮粥，能红润肤色、降脂减肥。

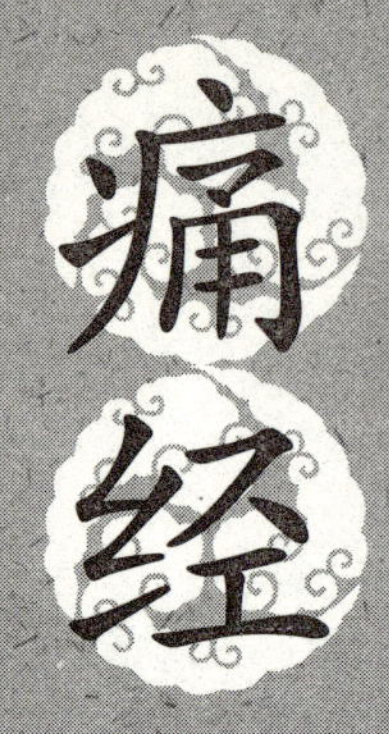

痛经

女性在经期及经期前后，小腹或腰部出现疼痛，甚至痛及腰骶，即是我们通常所说的痛经。

对于许多女性而言，痛经是难以言说的痛。其实，我们常见的食物中，红枣、龙眼、红糖、生姜、红花、益母草等都是痛经的"良药"，只要利用好就能帮助您缓解痛经，在每个月的"那几天"都能美丽如常。

主要症状

腹部疼痛呈痉挛性、阵发性，出冷汗、全身无力，严重者四肢厥冷，少数人伴有恶心、呕吐、腹泻等症状，痛经严重者甚至需要卧床休养。

饮食宜忌

经期饮食宜清淡、易消化；多吃含镁丰富的蔬菜及水果；多吃含钙丰富的食物；避免食用寒凉性质的食物及冷饮冷食。

解决办法

镁能帮助人体减轻疼痛，因此痛经患者宜多吃富含镁的食物，如绿叶蔬菜、紫菜、裙带菜、海带、黄豆、鱼、虾、花生、杏仁、橘子等。

寒凉刺激是加重痛经或引起痛经的一个重要原因，因此痛经者应不吃西瓜、香蕉、山竹、绿豆等性质寒凉的食物。辣椒、烈酒等辛辣刺激食物及酸白菜、酸梅等过酸食物对缓解痛经不利，都不宜食用。

寒性腹痛，小茴香捂肚子

▶ 小茴香适量，布袋1个。小茴香去除杂质，放入锅中炒热，然后装入布袋中。将布袋敷在小腹上，每日2~3次，1次15分钟。也可以取小茴香10克水煎后取汁服用，每日1~2剂。

小茴香性温，能散寒止痛、理气和胃，常用于寒性腹痛、痛经等症。

生姜贴肚脐，缓解痛经

▶ 新鲜生姜1片。将新鲜生姜片在火上烤热，然后放在肚脐上，用医用胶布固定，约30分钟后取下。月经来潮时每日1次，持续贴至月经结束。

中医认为，寒湿凝滞、气滞血瘀、经行不畅是导致痛经的主要原因。“寒者温之”，用烤热的生姜敷肚脐，相当于对腹部进行艾灸，能起到温暖腹部、驱寒散瘀、调和气血的作用。

经期小腹胀痛，喝益母草茶

▶ 益母草60克，加适量水煎煮，滤渣取汁。每日1~2次，每次服1茶匙。

《本草纲目》中记载，益母草有“活血、破血、调经”的功效，对于女性月经不调、行经不畅、痛经、产后恶露不净等有效。

姜枣糖茶，缓解寒性痛经

▶ 干姜、红枣、红糖各30克。干姜洗净，切片；红枣洗净，去核。将干姜、红枣放入锅中，加入适量水，大火煮沸后转小火煎30分钟，最后加红糖调味即成。饮茶，吃红枣，每日1剂。经期开始时服用至经期结束，平时也可以偶尔当茶饮用。

干姜性热无毒，能散寒温里、消炎镇痛；红枣可补气养血，用于女性月经量少、面黄、头晕等；红糖有活血补血的作用。三者搭配，具有温经散寒、和血通经的功效，适合寒性痛经、月经量少者饮用。

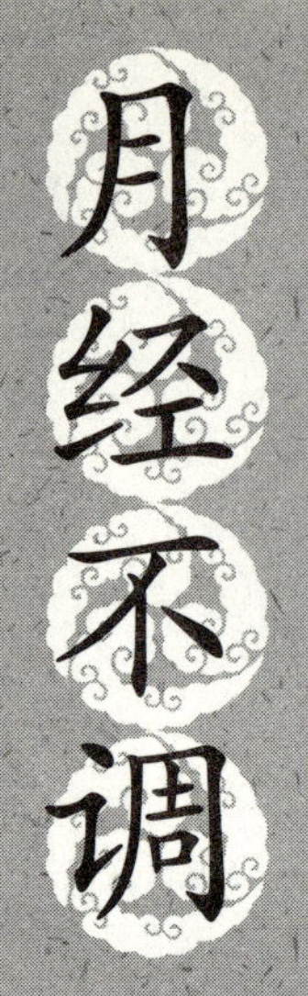

月经不调

月经跟女性朋友的关系十分亲密，堪称是形影不离的“小伙伴”。但是，这个“小伙伴”有时也会闹小情绪，月经不调就是最常见的一种。

月经提前、延后、不定期以及经血的量时多时少，都属于月经不调。引起月经不调的原因有很多，如内分泌失调、外界气候与环境的改变、生活习惯的变化以及情绪波动等。当出现月经不调时，女性朋友们不要盲目用药，应及时查找病因，对症调养。

主要症状

月经来潮时间不规律，有时提前，有时延后；月经经血增多或稀少，甚至闭经。大部分月经不调者同时伴有精神紧张、注意力不集中、烦躁失眠等症状。

饮食宜忌

饮食以舒肝养肝或理气活血为主；多吃新鲜蔬菜和水果；多吃富含铁的食物；饮食宜营养丰富，不挑食偏食。

解决办法

海带、白萝卜等食物能理气、疏肝、调节不良情绪，月经来潮前几天宜适量食用，以疏肝理气；月经期易损耗血液，因此宜多吃富含铁和有补气养血作用的食物，如蛋黄、豆类、动物肝脏、芹菜、鸡肉、虾、芝麻、小米、龙眼等。

月经期间忌吃生冷、性质寒凉及辛辣刺激的食物，生冷、性质寒凉的食物可使子宫受凉引起经行不畅，辛辣刺激食物易刺激子宫引起经血增多。

益母草煮鸡蛋，活血化瘀调月经

▶ 益母草30克，鸡蛋2个。鸡蛋洗净表面污渍，与益母草一起放入锅中，加入适量水煮至鸡蛋熟，将鸡蛋捞出，去壳后继续放入锅中煮片刻。吃蛋喝汤，每日1剂。

益母草是活血化瘀的良药，有调经固冲的作用，与有滋阴养血作用的鸡蛋合用，对血瘀型月经不调伴经血量少而不畅者有改善作用。

玫瑰花茶，行气解郁、活血调经

▶ 玫瑰花适量，用沸水冲泡10分钟即可。代茶饮用。

玫瑰花芳香馥郁，有行气解郁、活血止痛的功效，改善月经不调、月经过多、痛经等症状。还是美容养颜的佳品，平时用来泡茶，还能调理脏腑，舒畅心情。

血瘀型月经不调宜吃当归乌鸡

▶ 当归10克，乌鸡1只，姜片、盐各适量。乌鸡宰杀治净，凉水下锅，汆烫去除血污，捞出待用；将乌鸡、当归、姜片一起放入砂锅中，大火煮沸后转小火炖1小时，最后加盐调味即成。佐餐食用。

在中医里，当归是补血养血、柔肝止痛的良药，常用于血虚头痛、贫血眩晕、月经不调、痛经、闭经、产后淤滞腹痛等。乌鸡营养丰富，有活血养颜的功效。二者搭配，对血瘀型月经不调有改善作用。但是，因为当归性温，阴虚火旺、胃阴不足及肝火内盛者不宜服用。

肝肾虚引发月经不调，多喝核桃栗子粥

▶ 核桃肉、栗子肉、粳米各100克，枸杞子20克。将所有材料洗净，放入锅中，加入适量水煮成粥。佐餐食用。

核桃、栗子、枸杞子都有滋补肝肾的功效，搭配补中益气的粳米，能滋补肝肾、调冲止痛，对肝肾虚引起的月经不调伴腰酸、小腹隐痛等有缓解作用。

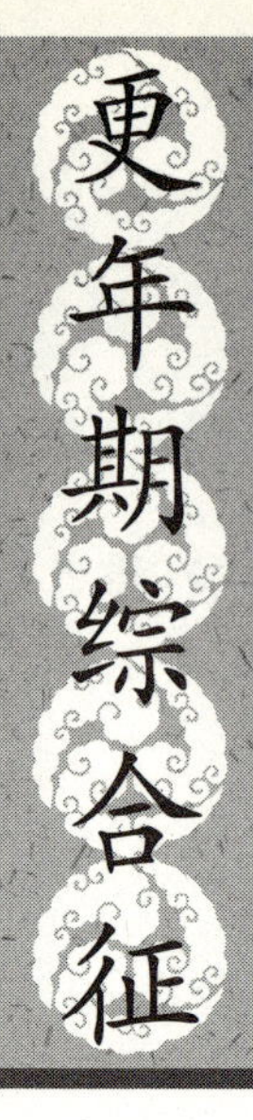

更年期综合征

女性在45岁左右时，卵巢功能衰退，雌激素分泌水平下降，机体一时不能适应而出现一系列自主神经功能失调的症候群，即更年期综合征。

中医认为，女性绝经前后肾气渐衰，冲任二脉虚弱，天癸渐竭，生殖能力降低或消失，再加上女性自身的体质及生活环境的影响，极易使女性体内的阴阳失去平衡、脏腑气血不协调，从而出现更年期综合征。因此，在进行饮食调理时，宜以益气补肾、调经养血、舒肝解郁为主。

主要症状

月经紊乱、情绪不稳定、烦躁易怒、眩晕耳鸣、心悸失眠、性欲减退等。更年期时还易患冠心病、高血压、高脂血症。

食疗对策

饮食宜清淡自然、多样化、营养丰富均衡；多吃富含类黄酮素及钙元素的食物；注意膳食纤维和水分的摄取。

常喝菊花莲子心茶，安然度过更年期

▶ 菊花、莲子心各适量，用沸水冲泡10分钟，代茶饮用。

莲子心清心安神，菊花清热解毒、清肝明目。更年期时容易肝阳上亢而心烦气躁，不妨多喝喝菊花莲子心茶，能助您平肝火、安定心神，安然度过更年期。

更年期心烦气躁，多吃芹菜拌海带

▶ 芹菜、海带各适量，加盐、白芝麻、香油、醋等调料，根据口味拌菜。佐餐食用。

芹菜中含有一种碱性成分，对人体情绪安定、消除烦躁有益。另外，芹菜中含有酸性的降压成分，对更年期高血压有良好的改善作用。

第五章

健康看时节，小方离不了

中国传统文化认为：“人法地，地法天，天法道，道法自然。”人体的五脏与四季相应，只有顺应四季安排饮食起居，才能以自然之道养自然之身。春温、夏热、秋凉、冬寒，一年之中，每个季节的特点各不相同，我们应根据季节变化来安排适当的饮食，通过食物调节身体功能，使身体适应季节而避免疾病的发生。

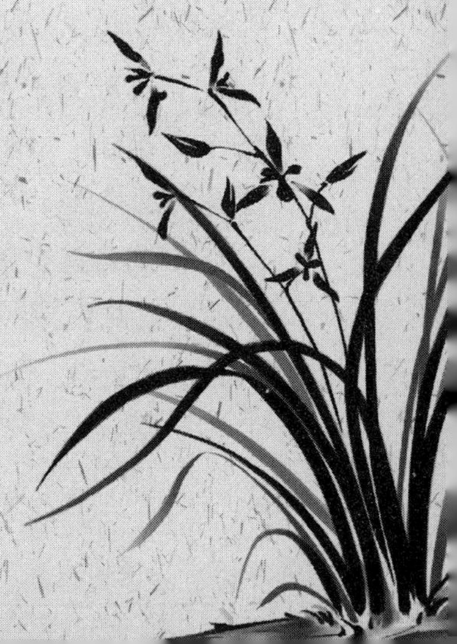

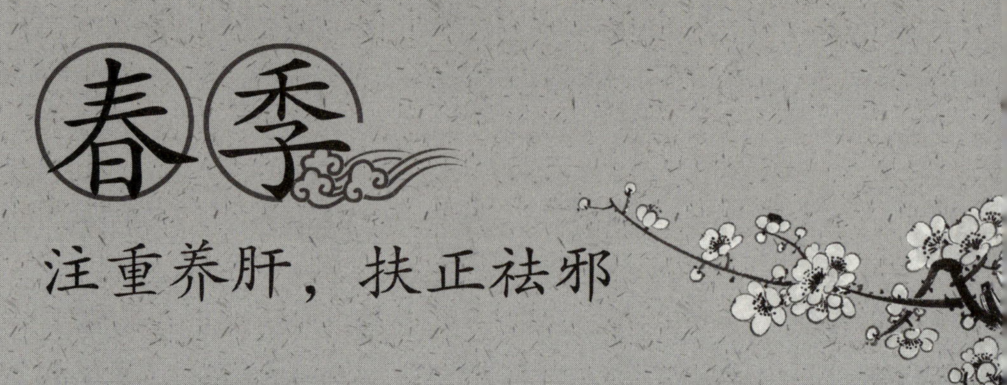

春季

注重养肝，扶正祛邪

在民间，流传着这样一句顺口溜：“春天里来日渐暖，厚味饮食应转淡，时鲜蔬菜要多食，酒肉辛辣要少吃，健康长寿有保障。”在这句顺口溜里，说明了春季的天气特点——由寒转暖、气温变化较大，同时还说明了春季的饮食原则。

◎**饮食宜清淡**。春季时阳气生发，肝气上升，脾胃的消化吸收功能易受到影响，若此时饮食过于厚腻、滋补，易加重脾胃的负担，影响正常的身体功能。

◎**多吃当季蔬果，促进排毒**。经历了一个冬季的滋补，我们的身体中或多或少都积累了一些毒素，春季时宜多吃些当季的鲜嫩青绿色蔬菜和水果，如芹菜、菠菜、青葱、莴笋等。这些食物易消化，能让“疲劳”了一冬季的肠胃休息一下。另外，这些食物中富含膳食纤维，能帮助身体加速排出体内的油脂和毒素。

◎**补充维生素，提高免疫力**。忽冷忽热、空气干燥、风大，这是春季最大的特点。如果不注意保养，很容易患上呼吸道疾病。因此，春季时要多吃富含维生素的食物，以抵抗自由基，提高身体免疫力。

◎**少吃酒、肉、辛辣刺激食物**。春季是养肝祛病的好时机，肝是代谢酒精的重要器官，如果过度饮酒，易使肝脏受损。肉、辛辣刺激食物不易消化，会加重脾胃的负担。

◎**饮食宜少酸增甘**。明代高濂在其养生专著《遵生八笺》中也记载：“当春之时，食味宜减酸增甘，以养脾气。”春季肝火旺，酸入肝，酸性食物吃得太多，会让肝火更旺，伤及脾胃。而甘味入脾，春季多吃性平、味甘的食物，能健脾养胃。

春季养阳正当时

“一年之计在于春”，春季万物复苏，人体内的阳气也顺应春之气向外抒发。这时，人体的新陈代谢渐渐旺盛，各组织器官变得十分活跃，饮食上可选用鸡肉、葱、姜、蒜、青虾、龙眼、核桃等食物进补，以满足阳气生发的需求。

春季多吃葱、蒜，养阳抗菌防感冒

葱、蒜是做菜时最常用的佐料之一，炖肉、炒菜、蒸鱼、炖汤等，都离不开它们。它们不仅能除腥，让菜肴更香，还有很好的药用价值。

葱性微温，味辛，具有发表通阳、解毒调味的作用。春季时多吃一些葱，可以温阳散寒。另外，葱中含有的葱蒜辣素有较强的杀菌作用，能帮助人体抵御病毒性感冒的侵袭。

蒜性温，味辛，春季多吃可以助人体之阳。跟葱一样，蒜也有很强的杀菌能力，对于细菌性感冒有预防和缓解的作用。

香椿炒鸡蛋，补阳滋阴、健脾开胃

▶ 嫩香椿100克，鸡蛋6个，盐、料酒、植物油各适量。香椿洗净，用开水烫一下，捞出过凉，然后切末；鸡蛋磕入碗中，加香椿末、盐、料酒搅匀。锅中加植物油烧热，下入搅拌均匀的鸡蛋炒熟即成。佐餐食用。

“雨前春芽嫩如丝，雨后春芽生木质”，春季谷雨前后是食用香椿的好季节。香椿富含维生素E和性激素物质，有抗衰老、补阳滋阴的功效。另外，香椿含有香椿素等挥发性芳香族有机物，可健脾开胃、促进食欲。香椿搭配鸡蛋一起炒菜，滋补而不厚腻，芳香美味，非常适合春季养阳食用。

养阳吃芽菜，三色豆芽有特色

▶ 绿豆芽300克，胡萝卜、黄瓜、红椒各适量，盐、味精、糖、醋、麻油、蒜末各少量。豆芽洗净，先入沸水中烫熟，胡萝卜、黄瓜、红尖椒切成丝。材料放入碗中，加调料拌匀即成。

绿豆、黄豆发生豆芽后，维生素 C 的含量大大增加，芽菜能养阳气、助生发，适合春季吃。

韭菜炒虾仁，温肾助阳、益脾健胃

▶ 韭菜 150 克，虾仁 200 克，姜、料酒、盐、植物油各适量。韭菜择洗干净，切成段；姜洗净，切丝；虾仁洗净，用料酒、盐腌渍片刻。锅加植物油烧热，下姜丝煸炒出香味，然后下虾仁、料酒翻炒至虾仁变色，再下韭菜炒软，加盐调味即成。佐餐食用。

春季乍暖还寒，多吃性质辛温的食物能散发体内的风寒邪气，更有助于人体阳气的生发。韭菜性温，可温肾助阳、益脾健胃、散瘀解毒，是春季“养阳”的佳品。另外，韭菜富含膳食纤维，能促进肠胃蠕动，保持大便通畅，有助于帮助人体分解冬季进补堆积在体内的油脂。春季升补又减肥，韭菜是最适合不过的了。

香菜干丝，养阳开胃好菜肴

▶ 香菜 1 把，豆腐干 150 克，醋、盐、香油各适量。香菜洗净，切成段；豆腐干洗净，用沸水氽烫片刻，捞出过凉，切成丝。将香菜段、豆腐干丝放入盘中，加醋、盐、香油拌匀即成。佐餐食用。

香菜性温，味辛，具有发汗解表、祛风醒脑、促进血液循环的作用。春季多吃香菜，可提升阳气，抵御外邪侵扰，预防流行性感冒。

黄芪乌鸡汤，补气活血升阳气

▶ 乌鸡 1 只，黄芪 15 克，枸杞子、红枣各适量，葱、姜、盐各少许。乌鸡治净，放入沸水中氽烫；枸杞子、红枣洗净，泡软；葱洗净，切段；姜洗净，切片。将乌鸡、黄芪、枸杞子、红枣、葱、姜放入砂锅中，大火煮沸后转小火炖 1.5 小时，加盐调味即成。佐餐食用。

黄芪有补气升阳、益卫固表的作用。用黄芪跟营养丰富的乌鸡、活血补血的红枣、养肝补肾的枸杞子搭配炖汤喝，可促进血液循环，帮助身体生发阳气。

疏肝养肝，情志畅达

中医认为，肝在五行中属木，而人的肝气就像春季生长的树木，不断生发，肝火也逐渐达到最高峰，因此春季宜注意疏肝。春季不仅要在饮食上注意调理，多吃黑鱼、虾类、黑豆、黄鱼、海参、蛋类、韭菜、红枣等健肝脾的食物，还要注意调节情志、强健体魄，力求像春季的天气一样，调达、升发。

春季清肝化湿，绿茶是最佳选择

▶ 绿茶茶叶适量，放入沸水中冲泡 10 分钟即可饮用。

中医认为，春季养生要清肝、柔肝、疏肝、护肝，而绿茶具有解毒、清肝、利胆的功效。尤其是清明、谷雨前后上市的新茶，游离氨基酸、蛋白质等营养成分含量丰富，而且香气芬芳、味道甘甜，疏肝解毒效果好。

多喝玫瑰花茶，疏肝理气灭肝火

▶ 玫瑰花适量，放入沸水中浸泡 10 分钟即可饮用。

玫瑰花茶具有理气解郁、活血化瘀、调经止痛的作用，经常饮用能疏肝理气，能安定心神、调和情绪，非常适合肝火旺的人，尤其是精神压力大的女性。

多吃芹菜，平肝降压不用愁

▶ 芹菜拌腐竹：芹菜 150 克，腐竹 50 克，盐、香油各适量。腐竹泡发后切成段，入沸水中汆烫片刻，捞出过凉；芹菜洗净，去老叶，切段，汆烫后切段。将芹菜、腐竹放入盘中，加盐、香油拌匀即成。

春季肝气旺盛，肝阳易上亢，凡肝阳上亢者，血压易波动而升高，特别容易出现头痛、眩晕，而芹菜具有平肝、降压、镇痛、镇静功效，正好可以派上用场。芹菜可用来凉拌，还可以用来煮汤，也可以做炒菜、煮粥，食用方法多种多样。

菊花清肝明目，泡茶、入馔总相宜

菊花气味芬芳，绵软爽口，可以用来泡茶，还可以入馔——生食、熟食，焖、蒸、煮、炒、烧、拌，还可以切成末入馅。

除了能给我们带来味觉上的盛宴外，菊花还是疏肝明目、祛火排毒的佳品。春季肝火上扰，容易使人感觉头晕头痛，同时伴有眼睛疼痛、发红，以及口干、口苦、大便干燥等肝火旺的症状。这时，喝一杯菊花茶，或者用菊花做菜，正好能清肝泻火、清热解毒。

荠菜鸡蛋汤，养肝健脾双重保护

▶ 荠菜100克，鸡蛋1个，盐、香油各适量。荠菜洗净，切成段；鸡蛋磕入碗中，搅散。锅中加适量水，大火烧开后放入荠菜段煮软，倒入鸡蛋搅匀，加盐、香油调味即成。

春季降雨量增多，湿气加重，湿邪易困扰肝脏和脾胃。因此，春季时一定要养护好肝脏和脾胃，而荠菜正是养肝、益脾胃的佳疏，不妨多吃。

熘肝尖，最家常的补肝菜

▶ 猪肝300克，胡萝卜、香菇、青椒各50克，姜、盐、料酒、淀粉、植物油各适量。猪肝洗净，切片，加料酒、淀粉腌渍10分钟；胡萝卜、姜分别洗净，切片；香菇去蒂，切条；青椒去蒂、子，洗净，切片。锅加油烧热，先下姜片煸香，然后下入猪肝滑炒至变色，再下入胡萝卜、香菇、青椒炒至猪肝熟透，加盐调味即可。

猪肝具有补肝明目、养血安神的功效，非常适合气血虚弱的人食用，对缺铁性贫血也有改善作用。适量吃猪肝，既可养肝明目，还能预防贫血，增强免疫力。

扶助正气，抵御外邪

“春日春风有时好，春日春风有时恶，不得春风花不开，花开又被风吹落”，春季气候变化多端，冷暖空气势力相当，而且都很活跃，细菌和病毒等微生物也日渐猖獗，此时若不注意保护正气，就很容易遭受邪气的侵袭，染上疾病。因此，春季时，要适当吃一些补益的食物、药物来扶助正气，增强免疫力。

银耳红枣粥，春季食用正当时

▶ 粳米100克，红枣、银耳、冰糖各适量。红枣洗净，泡软；银耳泡发，撕成小朵。粳米淘洗干净，与红枣、银耳一起入锅，加适量水煮粥，最后加冰糖调味即成。

银耳具有滋阴补肾、益气补血的作用，红枣具有补血活血、保肝护肝、增强免疫力的功效。春季气温变化无常，易使人体免疫力和防御能力下降，适当喝些银耳红枣粥，可帮助身体提高免疫力。

冬瓜红豆排骨汤，利水消肿除湿邪

▶ 排骨200克，冬瓜100克，红小豆50克，姜、盐适量。排骨洗净，切块，入沸水中汆烫，捞出冲净；冬瓜洗净，连皮切块；红小豆洗净，用清水浸泡1小时；姜洗净，切片。将除盐外的所有材料放入砂锅中，大火煮沸后转小火炖1.5小时，最后加盐调味即成。

春季谷雨时节，降雨量骤增，水湿若在体内聚集，容易导致尿少水肿，而冬瓜、红小豆都是利水消肿的好帮手，它们能帮助您祛除体内的湿邪，令身体健康清爽。

清热凉血防春燥

春季时阳气生发，人体新陈代谢加快，再加上春季多风，体内积累的郁热和外部的风邪同时发作，很容易使人出现春燥的症状——眼睛发红、口干舌燥、鼻腔火辣、咽喉干燥疼痛、口腔溃疡、皮肤干燥、大便干结、小便发黄等。因此，春季要注意补充水分，多吃清热润燥、凉血解毒的食物。

每天两杯蜂蜜水，润燥排毒好轻松

老话说："蜂蜜水，润春燥。"每天早起、入睡前用温开水冲上一杯蜂蜜水喝，既可滋阴润燥，润肠通便，清除体内毒素，还能预防感冒，是春季最理想的保健饮品。

经常吃凉拌菠菜，清热除烦防干燥

▶ 菠菜200克，蒜末、盐、白芝麻、香油各适量。菠菜洗净，放入沸水中略汆烫，捞出过凉，挤干水分，放入盘中，加蒜末、盐、白芝麻、香油拌匀即成。

李时珍《本草纲目》记载："（菠菜）通血脉，开胸膈，下气调中，止渴润燥。"春季气温不定，早晚较冷，风邪渐增，再加上人体血液循环系统处于旺盛状态，易发高血压和痔疮等疾病，故应多吃点菠菜，以清热除烦、止咳润燥。

天气干燥，多吃香菇油菜

▶ 干香菇7朵，油菜6棵，耗油、盐、植物油各适量。干香菇泡发，洗净；油菜洗净，一切为二。锅加水烧开，加盐，然后下油菜汆烫，捞出过凉，沥干水分后摆入盘中；香菇放入沸水中汆烫，捞出沥干。锅加植物油烧热，放入香菇，再加耗油、盐，倒入少许水，大火翻炒，待香菇熟后盛入油菜盘中即可。

春季风多，气候比较干燥，很容易产生口干舌燥、口腔溃疡、牙龈出血等不适，而油菜可以凉血解毒，对缓解以上症状有一定作用。

缓解春困，焕发"小宇宙"

"春眠不觉晓"，"春困"是人在春季里比较典型的一个表现。每到春季来临时，人们都会倍感困倦，频频打哈欠的现象更是屡见不鲜，其主要原因是春暖花开后，人体毛孔开放，皮肤血流量增加，大脑血液供应相对减少，影响大脑兴奋，以致精神不振和易感困倦。这时，应吃一些青椒、菠菜、黄瓜、胡萝卜等黄绿色蔬菜，以缓解春困现象。此外，还要保证良好的睡眠，加强体育锻炼，使身体得到舒展和放松，以焕发身体的"小宇宙"。

多吃草莓，焕发好精神

草莓是春季的应季水果，富含维生素C，有助于人体吸收铁质，使脑细胞获得滋养；其次，草莓含有的天然抗炎成分，可以减少自由基的产生，保持脑细胞的活跃。草莓还具有改善忧郁、缓解失眠、消除春困的功效，在春季食用可使人精神振奋、疲劳不再。

茼蒿里蕴藏的好情绪

茼蒿富含维生素、胡萝卜素及多种氨基酸，并且气味芳香，可以养心安神、提神醒脑、稳定情绪。可见，茼蒿比较适合春季食用，以防春困。

茼蒿的吃法有很多，如凉拌、炒菜、下火锅、跟豆腐搭配煮汤等，下面介绍几道菜。

蒜泥茼蒿：茼蒿250克，蒜泥、盐、植物油各适量。茼蒿洗净，切段。锅加植物油烧热，下蒜泥炒香，然后下茼蒿炒软，加盐调味即成。佐餐食用。

茼蒿炒肉末：茼蒿250克，肉末200克，姜、盐、酱油、植物油各适量。茼蒿洗净，切段；姜洗净，切末；肉末加盐、姜末、酱油拌匀。锅加植物油烧热，下肉末炒至变色，下茼蒿炒软即成。佐餐食用。

豆腐肉末茼蒿汤：茼蒿250克，豆腐100克，肉末50克，盐、姜末、香油各适量。茼蒿洗净；豆腐切块，入沸水中汆烫片刻，捞出备用。锅加水烧开，下入豆腐、肉末、姜末稍煮，然后下茼蒿煮软，加盐、香油调味即可。佐餐食用。

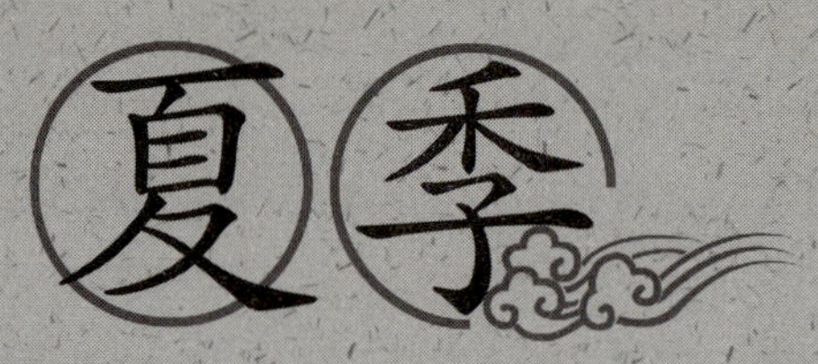

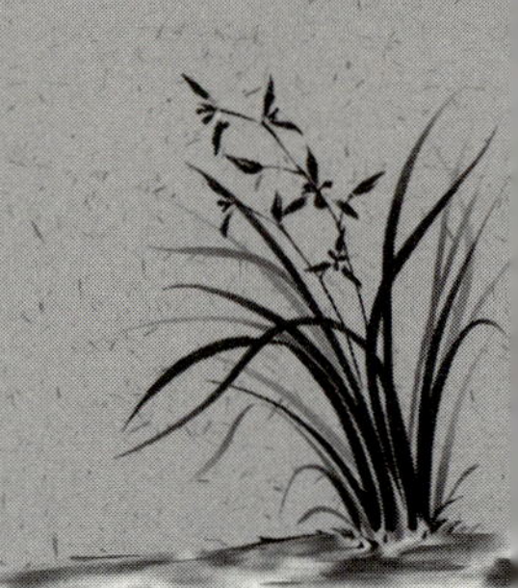

夏季

养护心脾，防暑祛湿

“夜热依然午热同，开门小立月明中。竹深树密虫鸣处，时有微凉不是风。”正如宋代诗人杨万里的《夏夜追凉》所描述的一样，夏季天气炎热，偶尔一场大雨能带来微凉的风。

炎炎夏日，因为气候的影响，人的胃口也会变差，但夏季是一年四季中阳气最盛的季节，也是人体新陈代谢最旺盛的时期，如果把控不好饮食，很可能会给身体健康带来影响。夏季饮食应该注意以下几个方面。

◎**饮食宜清淡**。夏季气候炎热，容易使人心烦、消化功能降低，出现乏力倦怠、肠胃不消化、胀气、食欲不振等现象，所以夏季饮食应以新鲜、清淡、滋阴为主。豆腐、黑木耳、黄瓜、绿豆、鸭肉等都是清热降火的佳品，很适合夏季食用。

◎**补足水分**。夏季每天至少饮用 2000 毫升的温开水，以维持体内水和电解质平衡。

◎**多吃苦味食物**。苦味食物中含有的生物碱，能够消暑清热、促进血液循环，还能清心除烦、醒脑提神、增进食欲。

◎**不宜大量食用辛辣食物**。夏季因为高温影响，人体脾胃消化吸收功能降低，因此不宜大量食用如葱、姜、蒜等辛辣食物，以免加重肠胃负担。

◎**少吃肉**。夏季天气炎热，过多吃肉容易生痰火，且吃肉过多容易引起营养平衡失调和新陈代谢紊乱，所以夏季不要吃太多肉。

养心安神，好心情好睡眠

夏季天气炎热，出汗多，最易伤心阴、耗心阳。另外，高温最容易干扰心神，使人心烦气躁，而心烦会使心跳加快，加重心脏负担，诱发疾病。因此，夏季养生要重点养心。茯苓、莲子、百合、红枣等食物有养心安神的作用，莲藕、银耳、西瓜、鸭肉、西红柿等食物具有养阴生津的功效，都非常适合夏季食用。同时，苦味食物入心经，还可以适当吃些苦瓜、苦荞麦等，以养阴清热、安神除烦。

莲子红枣木瓜汤，养心安神助睡眠

▶ 木瓜1个，银耳30克，红枣、莲子、冰糖各适量。木瓜去皮、子，洗净，切块；银耳、红枣、莲子分别泡软。将所有材料放入砂锅中，大火烧开后转小火煲1小时。佐餐食用。

汤汤水水能养人，比如这道莲子红枣木瓜汤，清心安神的莲子、红枣，搭配生津开胃的木瓜，实则是夏季养心的佳品。

冰糖银耳莲子羹，滋阴、养心好甜品

▶ 银耳、红枣、莲子各20克，冰糖适量。银耳、红枣、莲子分别泡发，银耳撕小朵。将所有材料放入砂锅中，大火烧开后转小火炖1~2小时。佐餐食用。

夏季天气炎热，出汗多，最伤心阴。银耳有滋阴润燥的功效，很适合夏季滋阴清火之用。而莲子、红枣是养心的佳品，三者搭配，能滋阴、养心安神，很适合夏季心烦气躁时食用。

用莲子心泡茶，清热祛火、养心安神

▶ 莲子心10克，泡茶饮用。

莲子心味苦，入心经，具有养心安神、清热泻火的功效。用莲子心泡茶饮用，可清心火，缓解心肾不交、阴虚火旺所致的失眠。夏季天气炎热，晚上入睡难，不妨给自己泡一杯莲子心茶。

天气炎热，百合粥养心神

▶ 百合20克，粳米100克。粳米淘洗干净，与百合一起加水煮粥。佐餐食用。

百合有清心安神的功效，对失眠多梦、情绪烦躁等症状有缓解作用。另外，如果更年期遭遇夏天，女性更容易心烦气躁，这时不妨多喝百合粥，或者用百合搭配红枣、龙眼、莲子煮汤喝，能缓解更年期烦躁、失眠等症状。

常喝酸枣仁茶，再热也能心如止水

▶ 酸枣仁适量，炒熟，捣成粉末（也可以让中药店帮忙加工）。睡前取5克酸枣仁粉，用温开水冲服。

酸枣仁有养心安神、清肝降火的作用。夏季天气炎热，容易因肝火旺盛而心烦气躁，还容易失眠，可以喝一些酸枣仁茶，也可以用酸枣仁搭配粳米煮粥，都能缓解这些症状。

苦瓜拌菊花，苦夏时节不能少

▶ 苦瓜1根，菊花、盐各适量。苦瓜去瓤，洗净，切薄片，入沸水中汆烫5秒钟捞出；菊花洗净，剥开，沸水汆烫5秒钟捞出。苦瓜、菊花装盘，加盐拌匀。佐餐食用。

苦瓜、菊花都具有清热泻火的功效，夏季食用，能帮助除心火，缓解心烦气躁现象。

防湿清热，强健体魄

夏季湿、热“狼狈为奸”，如果身体素质不够好，湿热邪气就会乘虚而入。湿热邪气进入人体后，容易让人长痘痘，情绪变得比较急躁，出现小便黄短、舌红苔黄、大便秘结、口舌生疮等症。因此，夏季要清热利湿，多吃丝瓜、冬瓜、白萝卜、莲藕、西红柿等蔬菜、水果，以预防湿热性疾病。

益母草菌汤，解湿热、美容颜

▶ 益母草 5 克，皮蛋 1 个，蘑菇 100 克，盐适量。皮蛋去皮，切小块；蘑菇洗净，切小块；将益母草放入砂锅中，加水煎取药汁。另起一锅，将益母草汁烧开后，放入皮蛋、蘑菇煮至蘑菇熟，加盐调味即成。

益母草有活血调经的功效，是女性活血养颜、调经止痛最常用的中药。其实，益母草还有利水消肿、清热解毒的功效，对湿热引起的水肿、小便不利及疮痈肿毒等有缓解作用。

暑湿伤气，黄芪粥来补虚

▶ 黄芪 30 克，粳米 100 克。黄芪用适量清水浸泡 30 分钟，然后连水一起烧开，转小火煎 1 小时，取药汁与粳米一起煮成粥。

夏季天气炎热，暑湿伤气，令人感觉懒洋洋的，不想多说多动，还有的人身体发重，头脑昏沉，出汗多，手脚发热，而黄芪有补虚扶正的作用，能缓解以上症状。但是，阴虚阳亢者不宜多吃此粥。

鲜香泥鳅汤，防湿热消暑气

▶ 泥鳅 250 克，盐、植物油各适量。泥鳅用热水烫后，换水洗去黏液，剖腹去内脏，控干水分，入油锅煎至金黄色，然后加清水 2 碗，煮沸后改中火，煮至汤汁浓缩到一半时，加盐调味即成。佐餐食用。

泥鳅味甘、性平，具有补中益气、祛除湿邪、养肾生精、消渴利尿、保肝护肝等功效，可改善皮肤瘙痒、水肿、肝炎、痔疮、小儿盗汗等症。在烦热的夏季，适当吃些泥鳅，可以很好地防湿热消暑气。

每天一根黄瓜，清热止咳、利水消肿

夏季是盛产黄瓜的季节，此时市场、超市里卖的黄瓜鲜嫩多汁、爽脆可口。黄瓜是药食同源之物，有清热止渴、利水消肿的作用，对湿热引起的烦躁、口[illegible]咽喉痛等有改善作用。但是，黄瓜性质偏寒凉，脾胃虚寒者及腹泻患者最好[illegible]

以免损伤正气。

枇杷，清热祛火的良果

枇杷是夏季常见的应季水果之一，它鲜嫩多汁、味道清甜，具有增进食欲、止渴解暑、清肺化痰、泻火除湿的功效，对夏季湿热引起的感冒上火、大便干燥、小便发黄等有改善作用。因此，枇杷成熟时，千万不要错过！

莲藕鸭肉汤，盛夏也宜人

▶ 莲藕1根，鸭肉200克，姜、盐各适量。莲藕去皮，洗净，切大块；鸭肉切块，冷水下锅煮尽血水，捞出冲净。将鸭肉、莲藕、姜一起放入锅中，大火烧开后转小火炖1小时，加盐调味即成。佐餐食用。

莲藕具有清热凉血、除烦止渴的功效，而鸭肉是夏令清补佳品之一，既能补充过度消耗的营养，又可改善湿热给人体带来的不适。所以，夏季喝莲藕鸭肉汤最适宜。

消暑止渴，夏季也清凉

夏季是一年中气温最高的季节，除了炙热的骄阳，空气里还充斥着潮湿，闷得让人喘不过气。每到这时，因中暑来医院就诊的人数就会大幅增加。中暑了，轻则让人头晕、头痛，重则可能危及生命。所以，夏季时不仅要多补充水分，避免在太阳下暴晒，还要注意饮食，多吃西瓜、梨、绿豆、杨梅、西红柿、苦瓜等具有清暑止渴功效的食物，让炎炎夏日变得“清凉”起来。

自制酸梅汤，生津止渴、消暑开胃

▶ 乌梅5颗，山楂干15克，甘草10克，冰糖25克。乌梅、甘草、山楂干洗净，放入砂锅中，加适量水，大火烧开后转中小火煮20分钟，放入冰糖，关火晾凉，然后捞出材料，将酸梅汤放入水壶冰镇。

酸梅汤历来就是消暑和解渴的佳品，有着很悠久的历史。它之所以有消暑渴的功效，秘密就在于它的材料——乌梅有解暑、止泻、止咳、止痛的功效，山楂有消失解腻的功效。面对三伏天的热浪，来一碗酸梅汤，能让您神清气爽。注意，肠胃不好的人不要喝冰镇的，以免引起腹泻。

杨梅，酸酸甜甜度盛夏

杨梅酸甜可口，具有消食、除湿解暑、生津止渴、和胃消食、止泻利尿等作用，有“果中玛瑙”之美誉。盛夏时节，杨梅酸酸甜甜的味道会让您觉得暑热离自己如此遥远。

夏季消暑，绿豆汤少不了

▶ 绿豆100克，冰糖适量。将绿豆洗净，放入锅中，加入适量清水煮至绿豆熟，加冰糖调味，晾凉后放入冰箱冰镇。

绿豆有清热解毒、降火消暑等功效。夏季常喝绿豆汤，既可防暑又可利湿，预防皮肤病的发生。需要注意的是，肠胃虚弱的人要少喝绿豆汤，即使要喝，也要避免喝冰镇的。

一瓜多用，安然度苦夏

▶ 凉拌西瓜皮：吃完西瓜之后，西瓜皮不要扔掉，洗净后去掉最外层绿色的皮，余下的部分切丝，入沸水中汆烫片刻，捞出过凉，然后加白糖、醋、香油拌匀即成。

▶ 银耳西瓜汤：西瓜500克，银耳15克。银耳泡发，西瓜切小块。将银耳、西瓜一起放入锅中，加适量水煮开，转小火煮至银耳熟即成。

西瓜堪称“瓜中之王”，味道甘甜，多汁，能祛暑热、止渴、利尿，是盛夏佳果。西瓜皮可凉拌、腌渍、制蜜饯、果酱和饲料。西瓜子含油量达50%，可榨油、炒食或作糕点配料。

柠檬薄荷茶，带来好心情

▶ 柠檬3~5个，新鲜薄荷8片，蜂蜜适量。将新鲜薄荷叶放入制冰盒，加入适量水，放入冷藏室制成薄荷冰块；柠檬洗净去皮，榨成汁，加入薄荷冰块、适量水、蜂蜜调拌均匀即可饮用。

薄荷能散风祛热、解郁行气、清利头目，搭配柠檬一起入茶能帮助消除暑热、提神除烦。

青梅茶，生津止渴、清热解暑

▶ 绿茶10克，青梅1颗，冰糖1大匙。将青梅洗净去核，榨成青梅汁；绿茶用沸水冲泡5分钟，滤出茶汤，然后和青梅汁搅拌均匀，加入冰糖至溶化后即可饮用。

青梅具有生津止渴、消除疲劳、增强食欲和杀菌的功效，与性凉的绿茶混合做成青梅茶，在天气闷热时喝上一碗，能清热解暑，让人通体舒畅。

健脾养胃，强壮体格

夏季人体消耗较大，需要加强脾的运转，从食物中吸收营养，而且夏季天热下降，地湿上升，湿热交争困于脾，会引起食欲不振、不思饮食、恶心等症状，所以夏季要养脾胃。黄色食物入脾，夏季可多吃黄豆、柑橘、香蕉、柠檬、黄玉米、枇杷等。寒凉伤脾胃，夏季吃冷饮解暑时也要注意控制量，以免伤及脾胃，引发不适。

天热胃口差，多吃西红柿

夏季天气炎热，很多人会出现口干、口渴、食欲不振、厌食、挑食等症状。而西红柿具有生津止渴、健胃消食、清热解毒等功效，能改善食欲不振的症状。因此，夏季时不妨多吃西红柿。西红柿可以说是万能蔬果，生吃、熟吃都可以。

小葱拌豆腐，健脾和胃、补充营养

▶ 豆腐 1 盒，小葱、盐各适量。小葱洗净，切碎；豆腐入沸水中汆烫，捞出过凉。将豆腐、小葱、盐拌匀即可。佐餐食用。

豆腐具有调和脾胃、补中益气、增进食欲等功效，非常适合食欲不振者夏季食用。另外，夏季人体新陈代谢加快，热量消耗大，出汗多，容易造成营养流失，因此必须增加蛋白质和钙质的摄入量，而豆腐中含富含蛋白质和钙质。

手撕圆白菜，健脾养胃、提高免疫力

▶ 圆白菜 250 克，盐、酱油、植物油各适量。圆白菜洗净，撕成小块。锅中加植物油烧热，下入圆白菜大火爆炒至熟，加酱油、盐拌匀即成。佐餐食用。

圆白菜有健脾养胃的功效，能促进人体新陈代谢，提高免疫力。而且圆白菜热量和脂肪含量低，非常适合想瘦的女性夏季食用。

燕麦粥，调理脾胃好粥道

▶ 燕麦 50 克，粳米 100 克。粳米淘洗干净，与燕麦一起加水煮粥。

夏季天气炎热，容易耗损津液，引起食欲不振、消化不良、便秘等症。而燕麦富含膳食纤维，可促进肠胃蠕动，有助于消化，能预防便秘。当夏季食欲不佳时，不妨喝些燕麦粥来调理脾胃。

南瓜薏米粥，健脾除湿、增进食欲

▶ 南瓜 50 克，薏米 40 克，粳米 100 克。薏米提前浸泡 1 小时；粳米淘洗干净；南瓜洗净，切块。将所有材料放入锅中，加入适量水煮至薏米熟透即成。佐餐食用。

黄色入脾，南瓜具有健脾和胃的功效；薏米具有养心、利水、除湿的功效。夏季天气闷热潮湿，很容易损害脾胃功能而导致消化不良、食欲不振、厌食等症。

所以，夏季既要防湿，又要健脾，可多吃具有健脾益胃、利水除湿的南瓜薏米粥。

红枣二米粥，健脾胃、补虚损

▶ 小米、粳米各50克，红枣适量。小米、粳米分别淘洗干净，与红枣一起放入锅中，加入适量水煮粥。佐餐食用。

小米具有健胃除湿、安神补虚等功效，搭配理气活血的红枣食用，对脾胃虚弱有改善作用。夏季天气炎热，湿热伤及脾胃，容易出现食欲减退、恶心等症状，此时不妨喝些红枣二米粥，可改善上述症状。

护阳气，调精神

《黄帝内经》中说“春夏养阳，秋冬养阴”。在一年四季中，夏季是阳气最盛的季节。中医认为，在人体阳气旺盛的时候，将阳气培养得更旺，可抵御疾病的侵袭。另外，夏季天气炎热，人体阳气外发，皮肤腠理开泄，加上乘凉饮冷，易损伤人体的阳气，引发腹痛、腹泻、咳嗽气喘等病症，所以夏季宜养阳气。夏季解暑难免吃一些寒性食物和冷冻饮品，但无论是常温下的西瓜、苦瓜，还是刚从冰箱拿出的饮料、雪糕，都要尽量少吃，体燥、火气大的人可以多吃一点，但不能过量，以免耗损阳气而引发不适。

适当吃荔枝，补阳助火不生病

荔枝性温，味甘、酸，入脾、肝经，有生津养血的功效，体质虚寒的人可以在春夏季多吃些荔枝，以补阳助火。

喝西洋参茶，凉补不上火

▶ 西洋参10~15克，用热水冲泡，代茶饮用。

西洋参具有益肺阴、清虚火、生津止渴等作用。在炎热的夏季，人体易耗气伤阴，对气阴两虚的人来说，常会出现口干舌燥、食欲差、全身无力等表现。适当饮用西洋参可以养阴清热、改善体质。

生姜茶，帮助化解食物寒气

▶ 生姜适量，洗净，切片，用沸水冲泡 5 分钟，代茶饮用。

俗话说“冬吃萝卜夏吃姜，不劳医生开药方”。夏季时，餐前喝一杯生姜茶，能帮助化解食物中的寒气，避免寒凉食物、冷饮等耗损阳气。

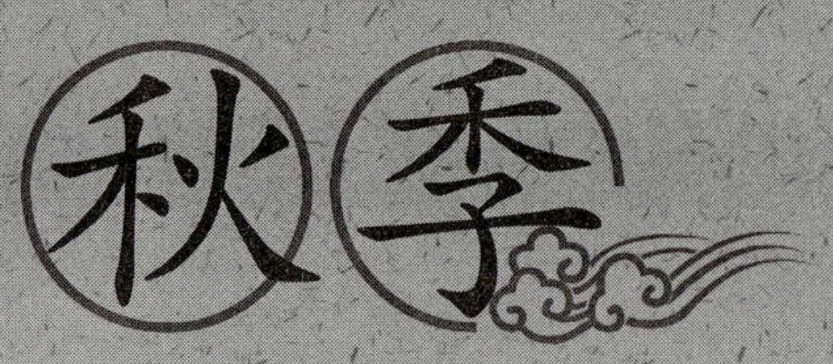

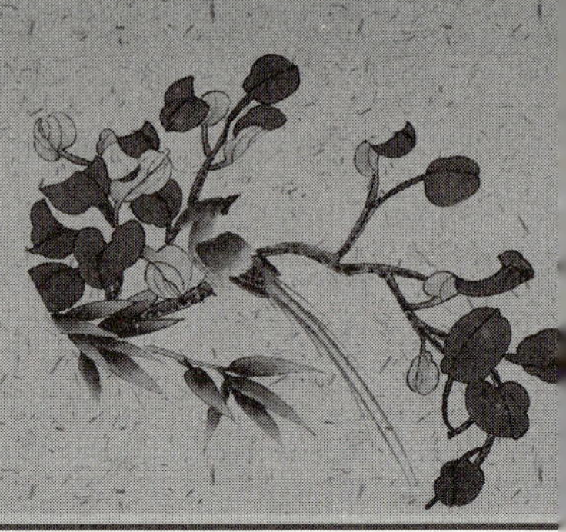

重在养肺，滋阴润燥

秋季是热与冷交替的季节，常常出现“一天有四季，十里不同天”“秋季无寒暑，一雨便成冬”的天气变化。秋季天气主要表现为气温逐渐降低，“白露秋分夜，一夜冷一夜”。这种变化又呈现出昼夜温差大、冷暖变化极不规律的特点。

中医认为，秋主收，燥为秋之主气。秋季阳气渐收、阴气渐长、景物萧条、空气干燥，这给人体带来了较大影响，所以就有“多事之秋”的说法。因此人们应该顺应季节变化的规律，进入养阴的时期。应注意调整个人饮食结构，饮食要少辛增酸以养肝气，同时还要润燥、养肺、益气，力求做到营养均衡、搭配有方。

另外，秋季的饮食和进补还要做到以下几点。

◎**不要暴饮暴食。**到了秋季，人们刚刚经历过苦夏的煎熬，胃口大开，食欲大增。一般人往往进食过多，俗话称“长秋膘”，但是，这个时候也要注意饮食适量，不能放纵食欲，大吃大喝。

◎**不要多吃刺激性食品。**秋天应当少吃一些刺激性强、辛辣、燥热的食物，如尖辣椒、胡椒等，应当多吃一些蔬菜瓜果，如冬瓜、萝卜、苹果、香蕉等。另外，为避免各种湿热之气积蓄，可以吃一些辛香气味的食物，如芹菜。

◎**饮食不要过于生冷。**秋季饮食特别注意不要过于生冷，以免造成肠胃消化不良，引发各种消化系统病症。

◎**进补不能乱补。**秋天是适合进补的季节，但是进补不可乱补，应注意不要无病进补和虚实不分；要注意适当进补，忌以药代食。

滋阴润肺防秋燥

在秋季，燥气不仅耗伤人体津液，而且还会耗伤人体正气，造成气阴两虚，所以，秋季要多食用养阴类食物。阴虚易生热，补阴可以清虚热，所以，应选用味甘、性偏寒凉的食物。另外，燥气最易伤阴，要注意选用能生津润燥的食物，还要积极补充水分。

秋天吃生花生，开胃助长寿

▶ 生花生 10 粒左右，空腹时吃。每日 1 次。

花生是中国人喜欢的传统食品，有一定的药用价值和保健作用，被古人称为“长生果”。花生有润肺化痰、清咽止咳的作用。《药性考》中记载花生“生研用下痰。炒熟用开胃醒脾、滑肠，干咳者宜餐，滋燥润火”。在容易出现咳嗽痰多、肠燥便秘的秋季，宜适量生吃一些花生，以改善上述问题。

每天 1 杯葡萄汁，秋燥远离您

▶ 葡萄 200 克左右，加适量冰糖、凉白开打成果汁饮用。每天 1 杯，可以有效预防秋燥。

葡萄皮薄而汁多，酸甜味美，营养丰富，有“晶明珠”之称。李时珍在《本草纲目》中记载，葡萄可逐水利尿、益气补血、补脑安神、除烦明目、解渴。中医认为，葡萄性平，味甘、酸，能补气血、强筋骨、益肝阴、利小便、除烦解渴，还可以预防秋燥。在燥邪耗气伤阴的秋季，每天吃 1 串葡萄或者饮用 1 杯葡萄汁会让身体滋润清爽。

常吃百合粥，养阴又润肤

▶ 百合 30 克，粳米 100 克，冰糖适量。将百合洗净泡软，与粳米一起加水煮粥，粥成时加入冰糖，稍煮片刻即成。每日早、晚分食。

百合是常用的药食两用材料，是老少皆宜的药食佳品，具有清心安神、润肺止咳、润泽肌肤、促进睡眠的作用，适合秋季食用。经常吃百合粥，可滋阴润燥、润肤除皱。

冰糖炖雪梨，清心又润肺

▶ 雪梨1个，冰糖适量。将雪梨洗净，连皮切块，去核，然后放入锅中，加入冰糖和适量水一起炖至雪梨透明。吃梨喝汤。每周1~2次。

生活中，常有人说用梨加冰糖炖水喝，可以润肺，治感冒咳嗽。冰糖炖梨之所以有这样的功效，是因为梨有滋阴润肺的作用，常吃可以预防秋燥。但是梨的性质偏寒，多吃会伤脾胃，所以冰糖炖雪梨每周吃1~2次即可，不要多吃。

玉米银耳羹，润燥又清肠

▶ 新鲜嫩玉米100克，银耳10克，鲜牛奶适量。先将银耳泡发后撕成小条，再将玉米摘粒洗净，玉米和银耳用少量水一起煮20分钟至熟，最后再倒入牛奶，继续煮开即成。

玉米是粗粮中的保健佳品，它是全世界公认的“黄金作物”。玉米中的膳食纤维含量很高，具有刺激胃肠蠕动、加速粪便排出的功能，常食可有效预防和改善便秘、肠炎、肠癌等疾病。中医认为，人在秋季会受到秋燥的侵袭，易导致便秘。多吃玉米，可预防便秘。用玉米搭配银耳、牛奶一起食用，在润燥的同时还有养心、护肤的作用。

每天一苹果，润肠防秋燥

苹果酸甜可口，营养丰富。中医认为，苹果具有润肺、生津、止渴、除烦等功效。苹果中的果胶和鞣酸有收敛作用，可将肠道内积聚的毒素和废物排出体外。每天食用1个新鲜苹果，或者喝1杯苹果汁，对身体十分有益。

夜间安睡、清晨醒脑，预防秋乏

俗话说“春困秋乏夏打盹儿，睡不醒的冬三月”。人体会根据不同的气温、湿度、气压等气象条件产生不同的反应，进行自我调节，以维持机体的平衡。

在炎热的夏季，由于大量出汗使水盐代谢失调以及胃肠功能减弱、心血管系统和神经负担增加，再加上得不到充足的睡眠和舒适的环境调节，人体过度消耗能量。到了秋季，气候凉爽宜人，人体出汗减少，体热产生和散发以及水盐代谢逐渐恢复到原有的平衡状态，人体也因此感到非常舒适，进入一个生理休整阶段。人于是出现疲惫感，产生“秋乏”。

虽然“秋乏”是机体补偿盛夏季节超常消耗的一种保护性反应，也是机体在秋季气象环境中得以恢复的保护性措施，过一段时间会自然而然地消除，但为了不至于因此而影响工作和生活，最好还是采取措施，保证睡眠，多吃具有提神醒脑的食物，尽快适应和化解“秋乏”。

莲子配山药，悲秋一扫而光

▶ 新鲜莲子20克，山药100克，冰糖2匙。莲子洗净，去心，入沸水中汆烫约15秒钟，盛出沥干水分；山药去皮后，用清水反复冲洗。将山药、莲子、冰糖、适量凉开水一起放入料理机中榨汁，然后再煮沸即可。佐餐食用。

莲子是常用的滋补品，有镇静、强心、改善更年期综合征、抗衰老、抗肿瘤等多种作用。秋季容易使人产生忧伤情绪，即人们所说的“悲秋”，还容易有秋乏的表现。莲子、山药搭配，能养心安神、调和脾胃，睡眠好、饮食好，悲伤的情绪自然消失不见。

薄荷绿茶，缓解疲劳、振奋精神

▶ 绿茶3克，干薄荷叶6克（鲜薄荷叶加倍）。将绿茶、干薄荷叶用开水浸泡5分钟左右即可饮用。

薄荷具有缓解疲劳的作用，而且其特殊的香味可提神醒脑、振奋精神，用来泡茶饮用，能让人平心静气、集中精力，更好地投入到工作和学习当中去。

党参红枣粥，温阳益气、安神解乏

▶ 红枣5颗，党参15克，粳米100克。党参洗净，切片，加水煎取药汁；红枣洗净，粳米淘洗干净。将粳米、红枣、党参药汁和适量水一起放入锅中煮成粥。佐餐食用。

党参是补气药，能补肺健脾，可用于气虚咳嗽、精神疲乏、食欲差、乏力自汗等；红枣有养血补血的功效，能益气安神，用于气血不足所致的倦怠乏力、消瘦等。两者搭配煮粥可温阳益气、安神解乏，比较适合秋季常感嗜睡、倦怠者食用。

清香茉莉花，醒脑提神解秋乏

▶ 茉莉花茶5克，用沸水冲泡5分钟，代茶饮用。或者用茉莉花搭配粳米煮粥，佐餐食用。

茉莉花茶香气清婉、馥郁宜人，不仅可以提神解郁、消除疲乏，更有调节肠胃、美容养颜的作用。春困、秋乏时，都可以饮用茉莉花茶，或者是用茉莉花搭配其他食物做成药膳，以提神醒脑，改善疲惫倦怠的症状。

清晨一杯柠檬汁，润肠排毒精神好

▶ 鲜柠檬适量，洗净外皮，榨汁，然后用温开水冲服。

柠檬有开胃健脾、解毒、促进血液循环等作用，经常喝柠檬汁可以振奋精神、清利头目、抗疲劳。夏季、秋季觉得易疲倦时，每天晨起喝一杯柠檬汁，能让人精神饱满一整天，而且还能帮助肠道排毒。

困顿没精神，绿茶来帮忙

▶ 绿茶茶叶适量，用沸水冲泡5分钟，代茶饮用。

绿茶具有提神醒脑的功效，每天下午喝一杯绿茶，能帮助集中精神、减轻疲惫感，从而更好地应对下午的工作。

护脾胃，养肠道

入秋后，天气渐渐转凉，昼夜温差悬殊，当人体受到冷空气刺激后，就会令自主神经功能紊乱，血液中的化学物质组胺酸增多，胃酸分泌大大增加，胃肠发生痉挛性收缩，从而使胃肠道免疫力下降，诱发腹泻等胃肠疾病。因此，秋季时要注意饮食，多吃些易消化的食物，少吃生菜沙拉等凉性食物及西瓜、香瓜等易损脾胃的瓜果。另外，清热、健脾、助消化的食物都是在秋季调理肠胃的好选择。

消化不良，多喝酸奶

经历了漫长的苦夏，终于迎来了凉爽的秋季。很多人习惯在秋季进补，把夏季错过的食物“补”回来。胃肠经历了夏季的清淡，突然间要消化吸收大量的“补品”，一时之间无法承受，就会造成消化不良。

酸奶含有乳酸菌，乳酸菌具有清理肠道、促进消化的作用，有“肠道清道夫”的美誉。另外，乳酸菌还能帮助人体维持肠道酸性环境，从而不利于腐败细菌的生存和繁殖，抑制腐败细菌在胃肠道里产生毒素。因此，秋季时多喝酸奶，可改善消化不良、便秘、腹泻等胃肠毛病，保护胃肠健康。当然，多喝并不意味着无节制地喝，一般每天 1~2 杯酸奶即可满足身体的需求。

适量吃龙眼，健脾美容一举两得

龙眼营养丰富，具有益气补脾、养血安神、润肤美容等多种功效，是秋季调理脾胃的佳品。而且秋季白露节气之前的龙眼品质最佳，口感也好，因此不妨抓住龙眼品质最好的时候适量食用，以健脾胃、美容颜。

芹菜炒猪血，清理肠道好轻松

▶ 猪血 250 克，芹菜 200 克，植物油、盐各适量。芹菜去老叶，切段；猪血用清水浸泡 10 分钟，捞出切块，入沸水中汆烫片刻，捞出。锅中加植物油烧热，下猪血、芹菜翻炒至猪血、芹菜变色，加盐调味即成。

芹菜富含膳食纤维，具有促进肠胃蠕动、帮助消化、缓解便秘的功效；猪血具有清除污垢、通便的功效，其所含的血浆蛋白在肠道内消化分解，未被消化的剩余残渣会吸收大量水分，同时还可吸附肠内的有害物质，如混在食物中的金属微粒、粉尘等，使之一起转化为粪便，排出体外。秋季因为天气干燥及大量进补，容易消化不良、引发便秘，这时不妨做一盘芹菜炒猪血，可促进消化、缓解便秘，肠道的负担小了，疾病自然就少了。

秋食芡实粥，平补又健脾

▶ 芡实20克，粳米100克，盐适量。粳米淘洗干净，与芡实一起放入锅中，加入适量水煮成粥，加盐调味即成。佐餐食用。

中医认为，肾为先天之本，脾胃为后天之本，养胃要先健脾。而芡实性平，味甘，“补而不峻”“防燥不腻”，既能益肾，又能健脾，是秋令平补首选的中药食材。

酱爆墨鱼，清胃火、补气血

▶ 鲜墨鱼300克，葱1根，生姜、蒜、黄豆酱、料酒、香油、盐、水淀粉各适量。墨鱼处理干净，切花刀，切条，下入沸水中汆烫至卷曲，捞出沥干水分；葱切段，姜切末，蒜切片。锅中倒植物油，下入墨鱼滑油，捞出。原锅留适量底油，用葱段、姜末、蒜片炝锅，烹料酒，加入黄豆酱、盐炒香，添汤烧开，下入墨鱼卷，翻炒均匀，用水淀粉勾芡，淋香油即成。佐餐食用。

秋季进补，吃得过于营养，胃肠负担过重，容易消化不良，时间久了就会郁结化热，导致胃火旺盛。墨鱼具有养肝肾、补气血、清胃火的功效，能帮助人体化解食积导致的胃火。另外，墨鱼还是“血分药”，是辅助治疗女性贫血、血虚经闭、痛经的良药，女性经常食用墨鱼可补益气血、美容养颜。

增强免疫力，积极防感冒

秋天气候变化，早、中、晚及室内外温差较大，呼吸道黏膜不断受到乍暖乍寒的刺激，抵抗力减弱，给病原微生物提供了可乘之机，是感冒等上呼吸道感染病的高发季节。因此，秋季要注意增强免疫力，预防感冒的侵袭。

白萝卜蜂蜜汁，天然的消炎药

▶ 白萝卜半根，蜂蜜适量。白萝卜洗净，放入榨汁机中，倒入适量凉白开水榨汁，晾温后加蜂蜜调味即成。佐餐食用。

白萝卜具有消炎、杀菌、利尿等功效，是天然的消炎药；蜂蜜具有润肺止咳、润肠燥、解毒的作用。每天喝一杯白萝卜蜂蜜汁，可清肠排毒、抵御细菌侵袭、缓解咽喉肿痛。

葱白豆豉汤，发汗解表防感冒

▶ 小葱白4~5根(连根须)，淡豆豉15~30克。将葱白、淡豆豉放入砂锅中，加入适量水煎取药汁。

葱白具有发汗解表的功效，其所含的苹果酸、磷酸等会促进血液循环，使新陈代谢加快；淡豆豉能发汗解表。两者搭配，可帮助预防感冒，还可缓解风寒感冒引起的头痛鼻塞、发热。

一天2杯蜂蜜水，排毒养颜、增强免疫力

▶ 取蜂蜜1勺，用温开水冲服。早、晚各1次。

蜂蜜中含有多种生物活性物质，能激发人体的免疫功能，可帮助人体预防和缓解感冒及其他病毒性疾病。

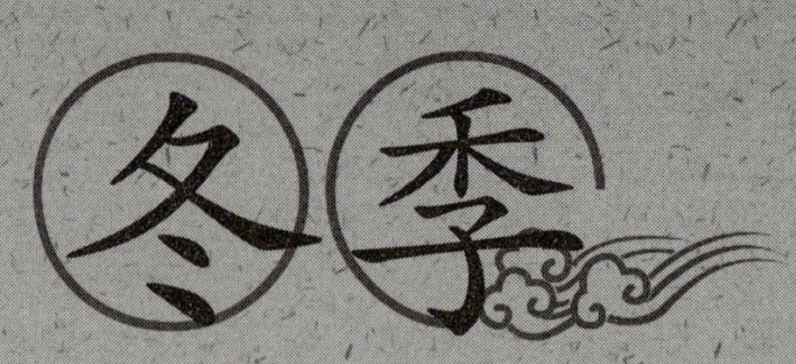

重在养肾，养阴护阳

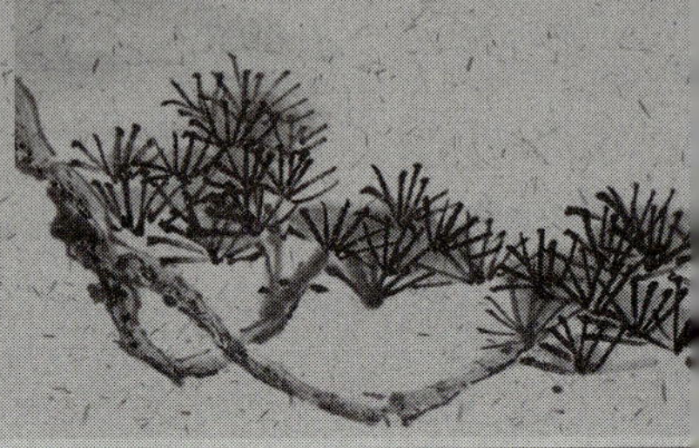

冬季是天寒地冻、万物生机潜伏闭藏的季节，人体的阳气也随着自然界的转化而潜藏于体内，因此冬季的养生总原则是顺应自然界闭藏的规律，以敛阴护阳为根本。另外，冬季属水，对应人体的脏腑则为肾、大脑、生殖泌尿系统。寒冬宜养肾，不妨趁寒冷的冬季进补一番，来年身体才能强壮健康。

具体来说，冬季可多食牛肉、鸡肉、山药、草鱼、虾等食物，以温肾补阳；在调味品上则可多用些辛辣之物，以暖身防寒。

除此之外，冬季饮食还要注意以下问题。

◎**宜多吃温热性的食物。**宜适当吃些温补的食物，如羊肉、姜、母鸭肉等，也可多食用能帮助血液循环的韭菜、姜、蒜等。

◎**适当补充水分。**冬季天气干燥，若不注意适量补充水分，很容易出现干咳、咽喉肿痛、口腔溃疡等上火症状。

◎**适量吃蔬菜、水果。**冬季是收敛的季节，宜适当进补。但进补的同时，会让胃肠的负担加重，再加上天气干燥，很容易让人出现肠燥便秘。因此，冬季也要适量食用富含膳食纤维、易消化的蔬菜、水果，以减轻胃肠负担，预防和缓解肠燥便秘。

◎**应忌冷饮冷食。**在冬季，不应食用或饮用冰凉的食物或饮料，因为中医认为“冬不藏精，春必病瘟”，冬季应固守精气，不要进食寒凉，否则会耗损太多元气，来年春天容易身体虚弱。

温肾养阳，为来年准备一个好身体

冬主肾，我国历来就有冬季进补、冬季补肾的传统。冬季是自然界的生物经过春生、夏长、秋收，最后进入藏的阶段，人体的阳气也一样，在冬季时内敛、下降，藏于肾。因此，冬季是藏的季节，是养肾、护阳气的季节。养肾、护阳最简单的方法就是“保暖”，多吃温性的药物或食物散寒，提升体内温度。黑色食物对肾精有很好的固摄效果，如黑米、黑豆、黑芝麻、黑枣、核桃，还有栗子，它们有补肾气、强筋骨的作用，冬季时不妨适当吃一些。

山药鸡丝，养肾又强身

▶ 鸡胸肉片 300 克，山药丝 150 克，蒜片、葱段、料酒、盐、植物油各适量。鸡胸肉片切丝，加盐腌渍 10 分钟，放入沸水中汆烫片刻，捞出。热锅，加植物油烧热，放入葱段、蒜片爆香后，下鸡丝略炒，再加入山药丝、料酒和剩下的盐，以大火快炒均匀即成。佐餐食用。

许多传统中药方中都含有山药，如六味地黄丸、金匮肾气丸、薯蓣丸等。山药具有强健机体、滋肾益精的功效，适合冬季补肾。鸡肉富含蛋白质，而且容易消化，也很适合在冬季食用。

苹果炒虾仁，补肾又养阳

▶ 虾仁 300 克，苹果 1 个，姜末少许，鸡蛋 1 个（取蛋清），植物油、水淀粉各适量，盐、料酒各少许。虾仁加盐、蛋清、料酒腌渍 10 分钟，汆烫后捞出；油锅烧热，放入姜末爆香，再放入虾仁炒至七分熟，捞起。将苹果洗净，切块，放入锅中，先用水淀粉勾芡，再倒入虾仁，炒至入味即成。佐餐食用。

虾具有补肾壮阳、滋补益气的作用；苹果富含营养，酸甜可口。冬季吃惯了大鱼大肉，来一道苹果炒虾仁，清脆爽口还能补肾养阳，不妨试一试。

美味羊肉汤，暖到心窝里

▶ 羊肉 400 克，核桃仁 30 克，山楂 3 个，葱段、姜片、盐、料酒各适量。

将羊肉放入清水中浸泡1小时，捞出切块，洗净。砂锅中加入适量清水，放入羊肉块，以大火烧沸，撇去浮沫，放入葱段、姜片、料酒、山楂、核桃仁，用小火炖至羊肉熟烂，加入少许盐调味即成。佐餐食用。

《本草拾遗》中将羊肉与人参相提并论，认为它是温补、强身的肉类上品，能有效改善肾虚腰痛、病后虚寒、产后出血等病症；羊肉还含有微量性激素，具有壮阳作用。冬季天气寒冷，来一碗热气腾腾的羊肉汤，能驱寒暖身、补肾养阳。

常食枸杞子，阴阳双补兼明目

枸杞子具有滋阴安神、清肝润肺、滋肾益气、生精助阳等功效，且要药性平和，不用担心吃了之后会上火。在冬季的时候，可每天食用枸杞子10~30克，也就是三四十粒左右，可以用来泡茶、煲汤、煮粥，也可与其他食材一起做凉拌菜、炒菜等。

牛肉补气，功同黄芪

▶ 牛肉300克，洋葱半个，酱油、料酒、咖喱粉各半大匙，植物油、盐、水淀粉各适量。牛肉加适量料酒、酱油、植物油腌渍10分钟，煮熟后切成片；洋葱去皮切成丝。热锅凉油，放入咖喱粉煸炒，下入洋葱丝翻炒，然后放入料酒、酱油、适量清水，最后放入牛肉用大火烧开，转小火焖透，加入盐，用水淀粉勾芡即成。佐餐食用。

牛肉的营养价值很高，素有“牛肉补气，功同黄芪”之说，对阳气虚弱导致的体弱乏力、面色萎黄、气虚自汗等有改善作用。搭配具有升阳功效的洋葱和具有驱寒作用的咖喱，暖身驱寒、养阳补气效果更佳。

驱寒暖身，冬季不再冷

冬季天气寒冷，容易使人体的调节能力和免疫力降低，引起感冒、咳嗽等呼吸道疾病发生，或者诱发、加重哮喘、慢性支气管以及血脑血管疾病等，影响身体健康。因此，防寒保暖是冬季的第一要务。冬季时，我们可以多吃性质偏温热的食物以抵御寒邪，让身体暖起来。

手脚发凉不用怕，做菜煮汤放香菜

香菜具有芳香健胃、祛风解毒的作用，能有效缓解感冒症状，还能通便、利尿。另外，香菜还具有促进周身血液循环的作用。冬季天气寒冷，女性特别容易手脚冰凉，这时多吃香菜，可以改善上述症状。香菜的食用方法很多，通常当作料食用，在冬季，炒菜、煮汤、煮粥的时候不妨多放一些香菜。

冬吃芥菜好处多

▶ 芥菜鸡蛋汤：芥菜 100 克，鸡蛋 1 个，香油、盐、胡椒粉各适量。芥菜洗净，切段；鸡蛋磕入碗中，打散。锅中加水烧开，下入芥菜煮至变色，倒入鸡蛋液搅散，加盐、胡椒粉调味，滴香油即成。佐餐食用。

民间有“冬芥菜”的说话，意思就是冬季宜吃芥菜，指芥菜入冬后不带苦涩味道，而且入口爽脆。芥菜性温，味甘，有解表散寒、温中健胃、提神醒脑、缓解疲劳的功效，非常适合冬季时食用。芥菜的吃法有很多，可以炒菜、煮汤、煮粥，还可以用来腌渍成苋菜来食用。

海带排骨汤，补钙又暖身

▶ 排骨 400 克，海带 200 克，姜片、葱段、盐、料酒、醋各适量。排骨洗净，切块，冷水下锅，大火煮净血水，捞起冲净；海带洗净表面黏液，切大片。锅中加适量水，放入排骨、海带、姜片、葱段、料酒、醋，大火烧开后转小火炖 1 小时，加盐调味即成。

人怕冷与机体摄入某些矿物质较少有关，如钙在人体内含量的多少，可直接影响心肌、血管及肌肉的伸缩性和兴奋性；血液中缺铁常表现为产热量少、体温低等。因此，补充富含钙和铁的食物可提高机体的御寒能力，而海带排骨汤富含钙、铁、磷、碘等多种营养素，是冬季进补的好汤。

冬季适当吃姜，改善血液循环

俗话说“冬吃萝卜，夏吃姜”。的确，冬季餐桌上不能少了姜。姜含有挥发性姜油酮和姜油酚，具有活血、祛寒、除湿、发汗等功能。冬季天气寒冷，容易感冒，这时吃几片姜或喝热姜汤，可促进血液循环，使全身发热出汗，从而减轻感冒症状。另外，体质偏寒、平时怕冷的人在冬季也可以多吃些姜，以预防手脚冰凉和冻疮。

包饺子时放茴香粉，去腥防寒效果好

小茴香具有散寒止痛、和胃理气、去腥解腻的功效，小茴香中所含的挥发油有一定的抗菌作用，对冬季天气寒冷引起的感冒有预防作用。民间有冬至吃饺子的传统，做饺子馅的时候，不妨放入一些茴香粉，既能去腥，又能发散体内寒气，预防感冒。

炒菜放辣椒，防寒暖脾胃

辣椒能刺激体内热调节系统，加快新陈代谢，从而起到御寒防冻的作用。如果遇寒出现呕吐、腹泻、肚子痛等症状，也可以适当吃些辣椒温暖脾胃、减轻痛苦。因此，冬季炒菜时，不妨在菜里加一些辣椒，可以让菜肴“热”起来，进而达到帮身体防寒的效果，同时也避免了大量食用辣椒会刺激胃肠、引起不适的情况发生。

防燥邪，润肠、润肺、润肌肤

冬季干燥的空气常让人感到肌肤粗糙、唇裂起皮、口干舌燥、体乏力弱……这些都是身体向您发出的缺水信号。也许有人说，身体缺水，大杯大杯喝水不就可以了吗？燥气伤阴，喝多少水就会排出多少水，光喝水并不能解决问题。其实，我们可以通过饮食来补“水”，让身体变得滋润起来。燥气易导致体内上火，我们可以多吃新鲜的蔬菜、水果，以养阴润燥。另外，白色食物能防燥，冬季时可多选择白萝卜、白菜、冬瓜、百合、银耳、莲藕、莲子等食物来润燥。

天气干燥皮肤干裂，常喝白菜柚子甜汤

▶ 柚子肉5瓣，白菜100克，冰糖适量。白菜洗净，切成块。将柚子肉入凉水锅中煮沸5分钟，放入白菜块煮熟，再放入冰糖调味即成。佐餐食用。

秋冬季节空气特别干燥，寒风对人的皮肤伤害极大，而白菜和柚子中都含有丰富的维生素C、维生素E，可以起到很好的润肤和养颜作用，并能在一定程度上防止血栓形成、降低血压，所以冬季宜多吃时令的白菜和柚子。

清炒油菜，润燥防便秘

▶ 油菜400克，植物油、盐各适量。油菜洗净，放入沸水中略汆烫，捞出过凉。锅置火上，加植物油烧热，下入油菜翻炒片刻，加盐调味即成。佐餐食用。

油菜具有散血消肿、解毒凉血、破结通肠的作用。冬季天气寒冷，人们进补时食用了大量的温热食物，很容易上火，而吃油菜可以缓解上火的症状，预防肠燥便秘。

甘薯粥，改善肠燥便秘

▶ 甘薯1个，粳米100克。甘薯去皮，洗净，与淘洗干净的粳米一起放入锅中，加入适量水煮成粥。佐餐食用。

甘薯营养价值很高，具有补脾益气、宽肠通便、生津止渴的作用。冬季是吃甘薯的好时节，在干燥的冬季来碗甘薯粥，可以改善肠燥引起的便秘。

适量食用腰果，美肤养颜、提高免疫力

腰果因其呈肾形而得名，其果实成熟时香飘四溢，甘甜如蜜，清脆可口，为世界著名的四大干果之一。腰果营养丰富，经常食用可以提高机体抗病力，增进性欲，使青春永驻。

中医认为，腰果有健脾益胃、润肠通便、润肺护肤的功效。在寒冷的冬季里，

人体的五脏六腑运转变慢，皮肤也变得粗糙和干燥，此时适量食用腰果，可起到预防脑卒中、美肤养颜的功效。

天冬黑豆粥，滋阴补肾美容颜

▶ 天冬10克，黑豆、黑芝麻、糯米各30克，冰糖适量。将上述材料洗净，糯米用清水浸泡半日，然后再将所有材料一起放入锅内，加水煮成粥，待粥将熟时，加入冰糖适量，再稍煮即成。

具有滋阴润燥、润肠通便、化痰止咳功效的天冬，搭配调中下气、滋阴补肾、利水消肿、乌须黑发的黑豆煮粥，可起到滋阴补肾、美颜润肤、润肠通便的功效，对天气干燥引起的皮肤干裂、饮食过于滋腻引起的肠燥便秘有改善作用。

甜美甘蔗汁，冬季干燥不用烦

▶ 新鲜甘蔗适量，去皮，切块，榨汁，滤渣后饮用。

冬季天气干燥，容易使肺阴津受损，出现干咳少痰、痰黏稠难于咳出或痰中带血等燥咳症状，这时不妨喝点甘蔗汁。甘蔗汁有“天生复脉汤”之称，具有清热生津的作用，而且甘蔗是冬季应季水果，非常适合冬季食用。

防肝火，冬季也平和

中医认为，肝失疏泄、气郁化火、肝热素盛就易产生肝火。由于冬季寒冷，人体需要聚集热量，再加上大量进补，使热郁积体内，肝火也就应运而生。因此，冬季还要注意防肝火。新鲜的绿叶蔬菜和水果，如黄瓜、橙子、苦瓜、无花果、豌豆苗、韭菜、胡萝卜等，都有良好的清肝火作用，非常适合冬季食用。另外，鸡肝、猪肝等食物具有补肝、养肝的功效，冬季宜每个星期吃1次。

枸杞菊花茶，清肝火、亮双眸

▶ 杭白菊、枸杞子各10克，冰糖适量。将杭白菊、枸杞子用清水洗净杂质，然后放入杯中，加入冰糖，冲入沸水闷泡10分钟。代茶饮用。

很多人都以为枸杞菊花茶适合在夏季饮用，其实不然，它也是冬季养肝必不可少之物。枸杞子和菊花都是清肝明目的好药材，对肝火旺、用眼过度导致的眼睛干涩有改善作用。

猪肝枸杞菜汤，冬季养肝好汤饮

▶ 猪肝、枸杞菜各100克，姜片、盐、香油各适量。猪肝洗净，切片；枸杞菜洗净。锅中加水烧开，下猪肝、姜片煮至猪肝熟，再下枸杞菜煮片刻，加盐、香油调味即成。佐餐食用。

枸杞菜性凉，具有清肝养肾的功效，搭配具有养肝活血作用的猪肝，可养肝护肝、清肝泻火，很适宜容易肝火郁结的冬季食用。

冬季吃梨降肝火

梨含有丰富的糖分和维生素，有保肝和帮助消化的作用。冬季天气干燥，而且大量进补，很容易使人体热气郁结、肝火旺盛，这时可以吃个梨，以清肝泻火。但梨性质偏寒凉，平素脾胃虚寒者不宜多吃。

第六章
分清体质，小方巧调理

盛夏时节，有的人喝完冷饮觉得非常舒服，但有的人喝完却拉肚子；同坐在一间办公室，流感一来有的人就马上“中标”，而有的人却安然无恙；同样的病情，同样的药物，有的人康复很快，但有的人病情拖沓冗长……这都是因为体质不同造成的差异。世界上没有两片完全相同的树叶，同样，人的体质也是各有千秋。体质不同，身体脏腑的功能情况也会有所不同，这意味着我们要根据自己的体质特点选择相应的食物，这样才能“扬长避短”，让身体保持健康平衡。

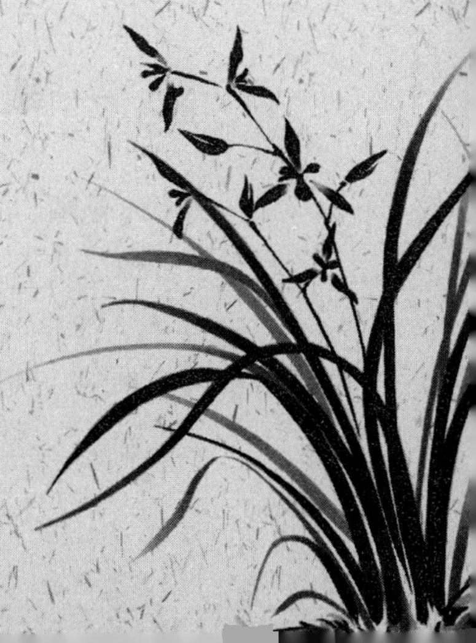

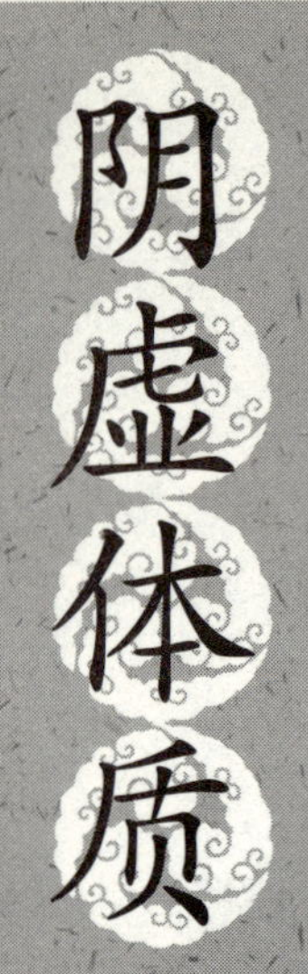

阴虚体质

阴虚就是指人体内的精、血、津液等阴液不足，阳气相对亢盛，结果导致了阴阳不平衡的情况。阴虚体质的人因为体内津亏液少不能制火，从而出现口干舌燥、手足心热等虚热表现。而虚火又会灼伤津液使阴虚症状加重，两者常互相影响。因此，阴虚体质的人养生宜以滋阴降火、养阴润燥为原则，宜多吃清淡、养阴的食物。

体质特征

阴虚体质的人通常精力旺盛，非常活跃，同时常伴有手脚发热、眼睛干涩、嘴唇干红、大便干燥或便秘、心烦气躁等症状。肺阴虚：干咳、少痰。心阴虚：心悸健忘、失眠多梦。肾阴虚：腰酸背痛、眩晕耳鸣，男子遗精、女子月经量少，五心烦热。肝阴虚：肋痛、视物昏花。脾胃阴虚：口干舌燥、食欲不振。

食疗对策

饮食以清热滋阴、养阴生津为原则；可有选择地吃味酸、寒凉或平性的食物；注意补充水分；少吃温燥、辛辣、香浓食物。

饮食宜忌

石榴、葡萄、枸杞子、柠檬、苹果、梨、柑橘、香蕉、荸荠、甘蔗、莲藕、冬瓜、丝瓜、苦瓜、黄瓜、猪肉、兔肉、鸭肉等食物清淡滋补，阴虚体质者宜适量食用。

花椒、味精、辣椒、葱、姜、蒜、生韭菜、虾仁、核桃、樱桃、杏、羊肉等食物易伤阴，阴虚体质者不宜多吃。

莲藕青菜汤，养阴生津、补益脾胃

▶ 莲藕200克，青菜（种类按个人喜好选择）100克，盐、香油各适量。莲藕去皮，洗净，切片；青菜洗净，切段。将莲藕放入锅中，加入适量水煮至莲藕熟，放入青菜煮软，加盐、香油调味即成。佐餐食用。

莲藕能清热生津，搭配润肠通便的青菜，对阴虚内热有缓解作用，因而非常适宜阴虚体质者食用。

荷花粳米粥，生津液、除烦热

▶ 荷花（干品）15克，粳米100克。将荷花研成细致粉末。粳米淘洗干净，放入锅中，加入适量煮粥，待粥将熟时撒入荷花粉末搅匀，煮至入味即成。

荷花芳香馥郁，即使加工成干品，也难掩它的风采。荷花有解暑除烦、生津止渴的功效，用来煮粥，对阴虚内热所引致的五心烦热有改善作用。

适当吃西瓜，清内热、除烦渴

西瓜是凉性水果，具有清热解暑、除烦止渴、通利小便等功效，在一定程度上可耗损人体阳气，对阴虚内热引起的口干舌燥、五心烦热有改善作用，所以阴虚体质者平时可适当食用西瓜，但不宜过多。

玉竹老鸭汤，滋养胃阴的清补好汤

▶ 玉竹20克，老鸭1只，盐适量。将老鸭处理干净，切块，冷水下锅煮净血水，捞出冲净，然后与玉竹一起放入干净的砂锅中，加入适量水，大火烧开后转小火炖1小时，加盐调味即成。佐餐食用。

玉竹是药食同源之品，具有养阴生津的功效；鸭肉性寒、味甘，具有滋阴养胃的作用。两者合用，既清补，又能滋阴养胃，非常适合胃阴虚的人食用。

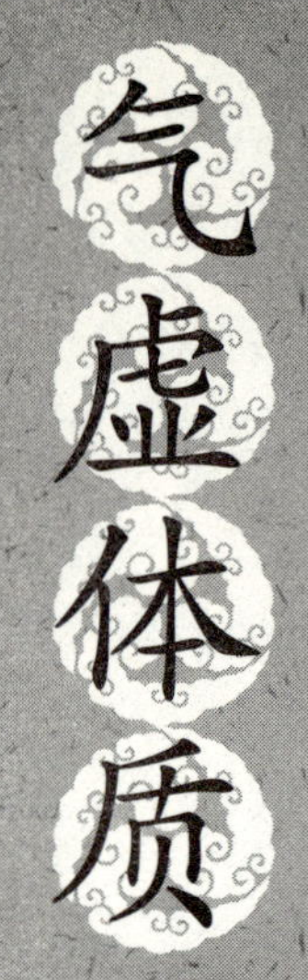

气虚体质

气是构成人体的最基本物质，也是人体的发动机，有了气的存在，身体内的各个“零件”才能有条不紊地运转，身体这个大机器才能正常工作。气虚体质是指身体的气不足而导致身体虚弱的一种体质。气虚体质的人，通常体力和精力都明显不足，稍微活动一下或工作、运动时间稍长就有疲劳等不适的感觉。气虚体质者养生应以补气、增强体质为原则，多吃营养丰富的食物，以提高机体的免疫力。

体质特征

气虚体质的人免疫功能较低，容易生病、生病后恢复比较缓慢，而且少言懒语、声音低微、常出虚汗。脾气虚：食欲不振、腹胀、大便稀、面色萎黄。肺气虚：咳喘无力、动则气短、面色苍白、体倦乏力、痰清稀。肾气虚：腰膝酸软、耳鸣耳聋。

食疗对策

饮食以补气为基本原则，多吃益气健脾的食物；多吃性平、味甘或者甘温又容易消化的食物；少吃多餐，忌暴饮暴食。

饮食宜忌

小米、扁豆、胡萝卜、牛肉等食物具有很好的补气作用，山药、粳米、红枣、牛肉、蜂蜜等能益气健脾，很适合气虚体质者食用。

柚子、山楂、橙子、白萝卜等食物易耗气损气，辣椒、羊肉、蒜、香菜等食物易助热生痰，苦瓜、西瓜、螃蟹、空心菜等食物苦寒败胃，气虚体质者要少吃。

山药粥，补脾气、益胃阴

▶ 山药 50 克，粳米 100 克，蜂蜜适量。山药去皮，洗净，切片。粳米淘洗干净，放入锅中，加入适量水煮至半熟，然后加山药片继续煮至粥熟，晾温后加蜂蜜调味即成。佐餐食用。

山药富含多种氨基酸，补而不滞、不热不燥，能补脾气而益胃阴，为补气佳品。对气虚体质或久病气虚者最为有益，宜经常食用。

益气红枣汤，改善气虚体质

▶ 红枣适量，去核，放入锅中，加入适量水煮至红枣烂熟。佐餐食用。

红枣具有益气补血、养血安神的功效，建议气虚者多食红枣。女人以血为本，多吃红枣，还能美容养颜，使肌肤变得红润。

黄芪苏梅茶，补一身之气

▶ 紫苏梅、红枣各 5 颗，西洋参、黄芪各 10 克，冰糖适量。将红枣、丹参、黄芪与紫苏梅放入杯中，冲入热开水，盖上杯盖闷泡约 10 分钟，加入冰糖搅拌至溶化即成。代茶饮用。

黄芪和西洋参都具有补气的功效，搭配益气补血的红枣，既可补一身之气，又能美容养颜、强壮身体。

西红柿炒牛肉，益气健脾、增强体质

▶ 牛肉 100 克，西红柿 2 个，盐、酱油、水淀粉各适量。西红柿洗净，切丁；牛肉切片，用盐和水淀粉略腌。油锅烧热，下牛肉片炒至变色，加西红柿丁翻炒至牛肉将熟，倒入盐、酱油翻炒片刻即成。佐餐食用。

《韩氏医通》中说 :“牛肉补气，与黄芪同功。”适量吃牛肉可益气健脾，而且牛肉富含蛋白质、铁、钙等多种营养成分，可强壮身体、提高免疫力。

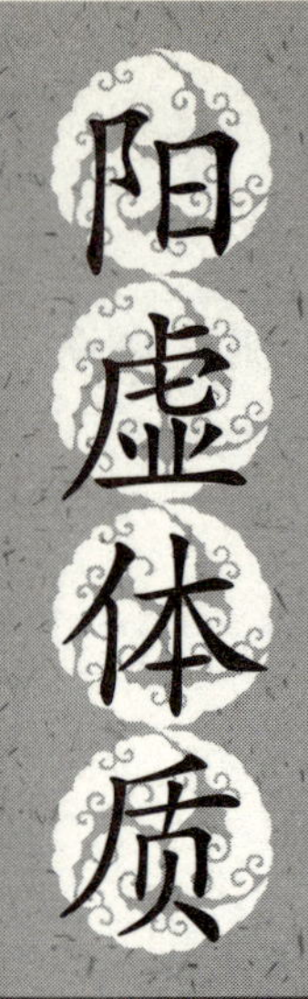

阳虚体质

《黄帝内经》中说："阳气者，精则养神，柔则养筋。"意思是说，阳气的鼓舞使人精神焕发，阳气的温煦使人关节柔韧。阳气作为动力，能保证体温、产生能量、促进废物排泄、鼓舞生机。阳虚体质即指人体的阳气不足。人体的太阳不那么灿烂了，就会出现一系列的阳虚症状。人体的真阳藏在肾中，因此阳虚体质主要与肾中元阳（肾阳）的相对不足有关，所以阳虚体质者的饮食养生重在扶阳固本，防寒保暖，减少阳气的耗损。

体质特征

平素畏冷、手足不温、易出汗、喜热饮食、头发稀疏不茂密、精神不振、睡眠偏多等。此外，阳虚体质者还有男性遗精，女性白带清稀、易腹泻、排尿次数频繁、性欲衰退等表现。

食疗对策

饮食以温补肾阳为主；宜多吃热量高、营养丰富的食物；多吃性质温热的水果、蔬菜和肉类；少吃或不吃生冷、冰冻之品；减少食盐的摄入。

当归生姜羊肉汤，避寒冷、补元阳

▶ 羊肉500克，当归20克，姜片30克，盐适量。羊肉洗净，切块，冷水下锅，煮尽血水，捞出冲净。将当归、姜片、羊肉一起放入砂锅中，加适量清水，大火烧开后转小火炖至羊肉熟烂，加盐调味即可。

常吃羊肉可以温中散寒、补元阳，对补充阳气、提高人的身体素质有益；当归具有养血活血的功效，适量食用可促进血液循环，加快人体新陈代谢。

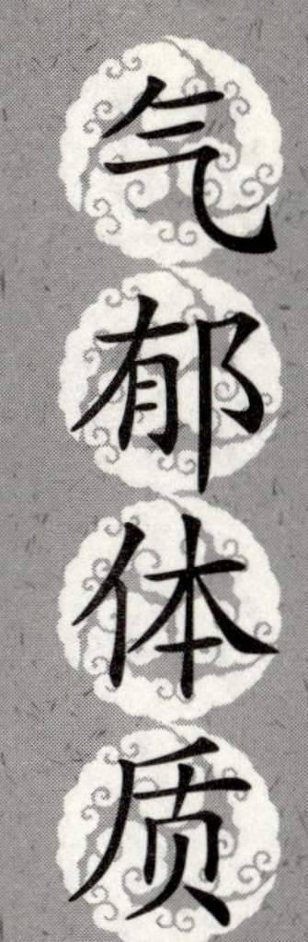

气郁体质

气郁即人体内气机运行不畅。气负责推动血液的运行，气郁不畅会影响血液对身体的濡养，使脾不升清、运化失健，还会扰乱心神，使情志不能调畅，于是就容易出现肝气郁结，导致心情抑郁、性格内向、敏感多疑。气郁是肝脏的疏泄条达功能相对不足造成的，因此气郁体质者首先要疏肝理气、滋养肝血，使肝气畅达、血不亏虚。同时，还要注意健脾养心，调达情志。

体质特征

气郁体质的人大多性格内向不稳定、忧郁脆弱、敏感多疑，易患抑郁症、失眠、咽喉炎、惊恐等疾病。

食疗对策

饮食以疏肝理气、保养肝血、养心安神为原则；宜常吃理气解郁、疏肝养血的食物；宜少量饮用葡萄酒；不宜食用辛辣食物。

玫瑰樱桃粥，行气解郁，缓解紧张情绪

粳米100克，玫瑰花5朵，樱桃10颗，白糖适量。粳米清洗干净，放入锅中加适量水，用小火熬煮至米烂时加入洗净的玫瑰花、樱桃，继续熬煮20分钟，加白糖调味即成。佐餐食用。

因为玫瑰花有很好的行气解郁的作用，所以平时用玫瑰花煮粥，或者用热水泡上几朵代茶饮用，能缓解紧张焦虑的情绪。

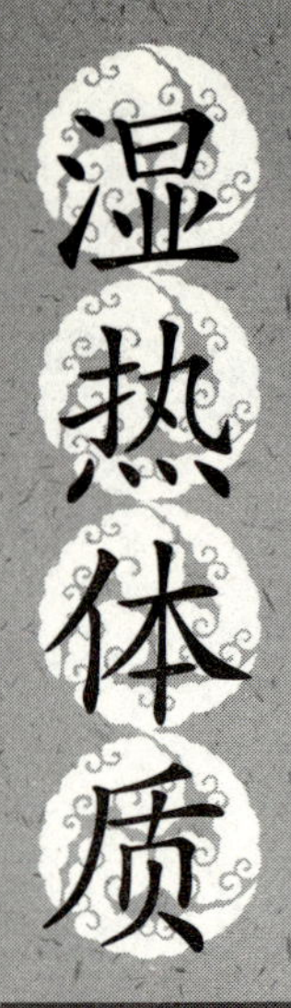

湿热体质

湿热体质是体内环境不清洁、体内又湿又热、湿热氤氲、排泄不畅通的体质。湿热体质的人内外都不“清洁”，体内有湿热邪气，脸上看起来也不干净，总是油腻腻的，还起痘，背后、臀部也起小疖肿等，对人体的健康和美丽都影响很大。所以，湿热体质者要祛湿清热，将体内热气排出去，才能将以上“不干净”的问题解决。

体质特征

面部和鼻尖总是油光发亮，脸上容易生痤疮（俗称粉刺），皮肤容易瘙痒；常感到口苦、口臭或嘴里有异味；大便黏滞不爽，小便有发热感，尿色发黄；观察舌相，舌质偏红，苔黄腻；脾气比较急躁；易患疮疖、黄疸等。

食疗对策

饮食以祛湿清热为原则，多吃性质寒凉、味淡或苦的食物；适量饮水；饮食有节，不宜暴饮暴食；少吃肥腻食品、甜味品，少吃辛辣刺激的食物。

泥鳅炖豆腐，缓解湿热之毒

▶ 泥鳅500克，豆腐250克，盐少许。将泥鳅去腮及内脏，洗净；将豆腐切块。将泥鳅放入锅内，加适量水煮至半熟，然后加入豆腐块炖至熟烂，最后加盐调味即成。佐餐食用。

泥鳅具有补益脾肾、利水解毒的功效；豆腐具有清热化痰、润肠通便的功效。两者搭配，具有清热利水、祛除体内湿热之毒的效果，非常适合湿热体质者食用。

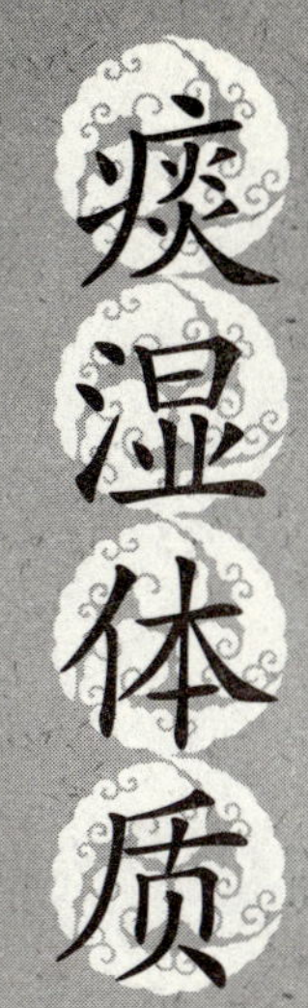

痰湿体质

痰湿体质，就是由痰湿长期停积于体内而形成的一种体质类型。痰湿中的“痰”并不仅指呼吸道排出的痰液，而是指因水液代谢过程不通畅产生的废物。当这些废物随着气血的运行流传至全身时，可引起许多疾病。痰湿体质的形成与痰浊有着密切的关系，痰浊是津液运化过程中所产生的病理产物，气的运动对痰的形成也有很大的影响。因此，痰湿体质者的养生关键在于通气血、祛湿痰。另外，脾为生痰之源，痰湿体质者还要注意保护脾胃。

体质特征

痰湿体质者大多体形肥胖、腹部肥满松软；面部皮肤油脂较多、多汗且黏，并伴有胸闷、痰多、口黏腻或甜症状；喜食肥甘，苔腻、脉滑；性格偏温和、稳重；容易患高血压、冠心病、糖尿病等疾病。

饮食宜忌

饮食以通气血、祛湿痰为原则，多吃能清热化痰、健脾养胃的食物；宜多吃低脂肪、低糖、低热量、富含膳食纤维的食物；忌暴饮暴食、进食速度过快或饮食过饱；戒烟戒酒。

食疗对策

“酸甘化阴”，痰湿体质的人本身津液就多，再吃酸性食物就更容易滞湿生痰，因此，痰湿体质者宜少吃绿豆、乌梅、西瓜、冷饮等酸性寒凉食物。肥肉、蛋黄、鱼子、猪脑、羊脑等高脂肪、高胆固醇食物，巧克力、花生、各种甜食、甜果汁等甜食，都可助湿生痰，痰湿体质者宜少吃。

冬瓜红豆汤，缓解湿邪水肿

▶ 冬瓜 300 克，红小豆 100 克，盐适量。冬瓜洗净，切块；红小豆用清水浸泡 1 小时。将冬瓜、红小豆一起放入锅中，加入适量水，大火煮沸后转小火炖至红小豆熟，加盐调味即成。佐餐食用。

冬瓜和红小豆都具有利小便、祛湿邪、消除肿胀等功效，对痰湿体质者体内的湿邪水肿有改善作用，因而适合痰湿体质者食用。

荷叶陈皮茶，理气健脾、祛湿化痰

▶ 荷叶（干品）15 克，陈皮 5 克。将荷叶、陈皮放入锅中，加入适量水，大火煮沸后转小火煮 10 分钟，滤去药渣。代茶饮用。

陈皮具有理气健脾、燥湿化痰的功效；荷叶具有利水祛湿、减肥轻身的功效。两者搭配，对痰湿型肥胖有改善作用。

常喝普洱茶，健脾养胃、化痰降浊

▶ 普洱茶叶适量，用沸水略冲泡，倒掉第一遍茶水，然后再加沸水冲泡 5 分钟即可。

普洱茶具有化解油腻、消食养胃、化痰降浊、润肠通便等功效，非常适合痰湿体质者食用。普洱茶还具有降低胆固醇及甘油三酯的功效，痰湿体质者经常喝普洱茶，对预防高脂血症、高血压等疾病有益。

姜，痰湿体质者的“宝贝”

痰湿体质者适量吃姜，对缓解痰湿症状有益。姜具有发散解表的功效，痰湿体质者可以用姜煎茶饮用。喝姜茶后，人会发汗，发汗也是人体祛湿排毒的有效途径。痰湿体质者经常喝姜茶，耐热能力也会提高很多。

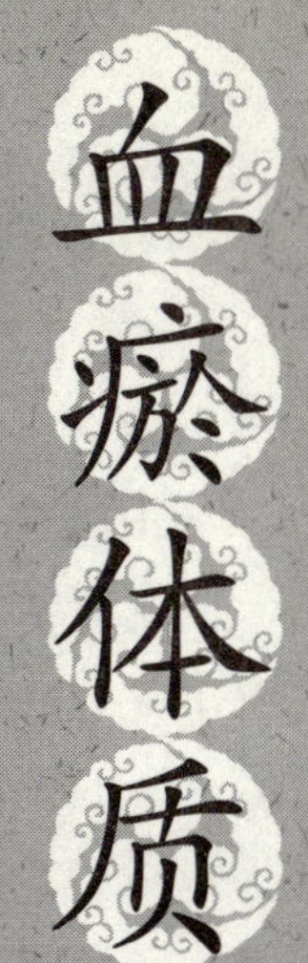

血瘀体质

血瘀是指血液瘀滞不通、离经之血不能及时排出和消散，这些失去生理功能的血液如果长期停留在体内，就会壅堵在经脉之内，瘀积于脏腑中。中医认为，“通则不痛，痛则不通”，如果气血郁阻不通，就容易引起各种疾病。血瘀体质者大多偏瘦，有的人还经常被身上某部位疼痛困扰，如女性痛经，男性身上有淤青等。因此，血瘀体质者要注意活血化瘀、舒肝养血。

体质特征

血瘀体质者大多表现为肌肤干燥、肤色晦暗、色素沉着、容易出现瘀斑、口唇黯淡、眼睛浑浊有血丝、容易脱发等。女性如果是血瘀体质的，经常会痛经、闭经。

饮食宜忌

饮食应以活血化瘀、舒肝养血为原则，宜多吃有行气活血作用的食物；少量饮酒，以活血化瘀，但忌过量。

食疗对策

山楂、醋、玫瑰花、茉莉花、金橘、油菜、木瓜、莲藕、洋葱、蘑菇、黑木耳、海带、猪心、菠萝、橘子、胡萝卜、蒜、生姜、茴香、桂皮、丁香、韭菜、柠檬、柚子等食物具有活血化瘀、理气养血等功效，香附、郁金、当归、红花、三七等中药具有行气活血的功效，都适宜血瘀体质者在医生指导下选用。另外，红糖、红葡萄酒、糯米甜酒等均适合女性血瘀体质者调养食用。

山楂粥，酸甜可口、活血化瘀

▶ 新鲜山楂 20~30 克，粳米 100 克。新鲜山楂洗净，去核。粳米淘洗干净，加入适量水煮至半熟，加入山楂肉煮至粥成，佐餐食用。

山楂是药食同源之物，酸甜可口，营养丰富，而且有重要的药用价值，自古以来就被称为健脾开胃、消食化滞、活血化痰的良药，能入血分而散除郁结，可用于血瘀疼痛。

吃醋也能消食开胃、散瘀活血

血瘀体质者可以适当喝一些醋。中医认为，醋具有消食开胃、散瘀活血的功效。现代研究认为，醋具有保护和软化血管的作用，能降低血脂、血液黏稠度，尤其适合中老年人血瘀体质以及伴有心脑血管疾病倾向者。因此，血瘀体质者平日饮食宜有醋，也可以选择水果醋当饮料饮用，如苹果醋、柠檬醋等。

木耳红枣粥，缓解血瘀症状

▶ 粳米 100 克，黑木耳 50 克，红枣 5~6 颗。粳米淘洗干净，浸泡 30 分钟；黑木耳放入温水中泡发，择去蒂，除去杂质，撕成瓣状；红枣洗净去核。将所有材料放入锅内，加水适量用大火烧开，然后转小火炖熟，直至黑木耳软烂、粳米成粥。佐餐食用。

黑木耳有较好的活血化瘀作用，能够有效清除血管壁上的瘀积，搭配具有补益气血功效的红枣，活血化瘀效果更佳。

血瘀痛经者，宜饮红糖水

红糖具有益气补血、健脾暖胃、缓中止痛、活血化瘀的功效，尤其对女性痛经有很好的缓解作用。因此，血瘀体质者平时可适量饮用红糖水，尤其是因血瘀引起的痛经者，饮用红糖水可缓解痛经症状。

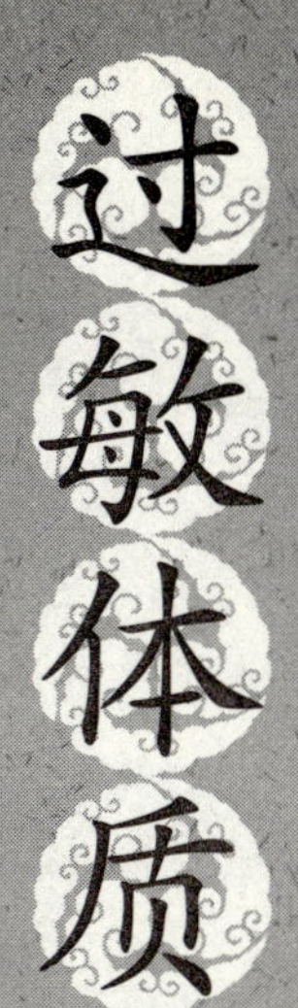

过敏体质

过敏体质属于特禀体质中的一种，是指接触某些常见的物质就会发生过敏的体质。当过敏体质者接触到过敏原，或遇到气候剧烈变化时会出现鼻炎、皮肤瘙痒、气喘等病症。所以，过敏体质者在日常生活中要尽可能避开过敏原，并且还要注重提高身体素质，这样才能从本质上改善过敏体质。

体质特征

过敏体质者易患过敏性鼻炎、过敏性哮喘、荨麻疹、花粉症等；对易致过敏季节适应能力差，并易引发宿疾；当接触到过敏原时，易出现咽痒、鼻塞、打喷嚏、流鼻涕等症状，且皮肤易出现抓痕。

饮食宜忌

饮食以清淡、均衡为宜，粗细搭配适当，荤素配伍合理；多吃具有益气固表功效的食物；避免食用辛辣、腥膻发物及含致敏物质的食物；少吃含有食品添加剂的食物。

食疗对策

糙米、蜂蜜、红枣对改善体质，有效防止过敏症状的发生有帮助，过敏体质者平时宜多食用。胡萝卜、金针菇等食物含有抗过敏元素，也适宜过敏体质者食用。

鸡蛋、蚕豆、鲤鱼、虾、螃蟹、茄子、酒等腥膻发物及含致敏物质的食物宜少吃或不吃，以免发生意外的过敏反应。蒲公英、砂仁、金钱草等中药容易引发过敏，过敏体质者也要避免服用。

多吃红枣，改善过敏体质

现代研究发现，红枣中含有大量抗过敏物质——环磷酸腺苷，可阻止过敏反应的发生，因此，过敏体质的人宜多吃红枣。红枣的吃法有很多，可以泡茶、煮粥、炖汤，也可以直接吃。

多喝蜂蜜水，提高抗过敏能力

由于蜂蜜中含有一定量的花粉粒，小量经常喝会使对花粉过敏者产生一定的抵抗能力。另外，蜂蜜里面还含有微量蜂毒，它是蜜蜂体内的一种有毒液体，具有抗过敏、抗辐射、增强机体抗病力的作用。因此，过敏体质者平时可适量喝一些蜂蜜水，以提高抗过敏能力。

第七章

食物也是药，方从食中来

食物是种很神奇的东西，它可以为身体补充营养，还能调理脏腑功能，帮助身体抵抗细菌的侵袭，缓解原有的病情。厨房中的食物种类数不胜数，不同的食物，功效也不一样，我们要根据食物的“四性”“五味”进行选择，选对食物才能吃出健康。

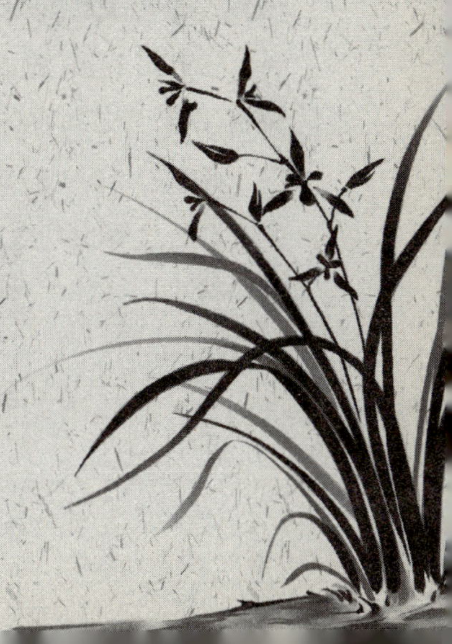

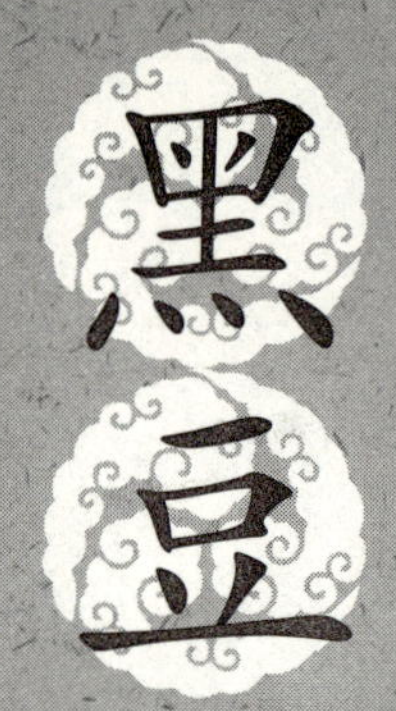

黑豆

【性味归经】 性平，味甘，归脾、肾经。

最佳用法

搭配其他谷豆类食物打成豆浆饮用；黑豆加水发芽后做蔬菜，营养更全面，更好消化吸收；将黑豆磨成粉蒸馒头；煮熟可作凉拌菜；炒熟可作零食小吃等。

黑豆是一种药食同源之物，既便宜又有助于抗衰老，滋补效果不错。《本草纲目》中说：“豆有五色，各治五脏，唯黑豆性寒，可以入肾。”肾是先天之本，平时多吃黑豆，可强肾壮腰，让身体变得倍儿棒！

每天一杯黑豆豆浆，预防衰老、美容养颜

▶ 黑豆、黄豆各 30 克，用清水泡涨发，放入豆浆机中打成豆浆，根据个人口味加调味品调味即可。

黑豆中富含丰富的维生素 E 和花青素，这两种物质都是强抗氧化剂，能清除体内自由基，减少皮肤皱纹，美容养颜，预防衰老。

女性下腹冷痛，喝红枣黑豆汁

▶ 红枣 60 克，黑豆 100 克。将红枣、黑豆分别洗净，放入锅中加入适量水浓煎。吃红枣、黑豆，饮汤汁。

中医认为，黑豆乃肾之谷，黑色属水，水走肾，黑豆有补肾养肾的功效。搭配具有行气养血功效的红枣，可缓解因肾虚引起的尿频、腰酸、女性下腹部冷痛等症状。

【性味归经】 性凉，味甘，归心、胃经。

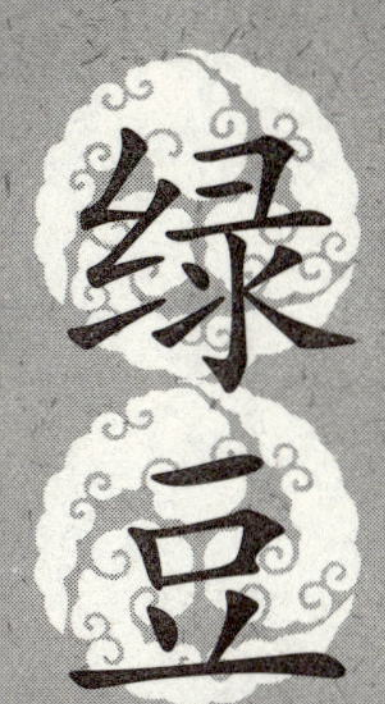

绿豆

最佳用法

可跟其他谷豆类食物搭配打成豆浆；可加水发芽后当蔬菜食用，清热润肠；还可以磨成粉，做成糕点；可以用来煮粥、炖汤等。

绿豆因其颜色青绿而得名，由于它营养丰富，药用价值高，且用途较多，被称为“济世之良谷”。绿豆具有清热解毒、祛火消暑等功效。夏季常喝绿豆汤，既可防暑又可利湿祛邪，预防皮肤病的发生。

炎炎夏季，喝清凉绿豆汤防中暑

绿豆、冰糖各适量。绿豆洗净，加适量水煮汤，加冰糖调味，晾凉后放入冰箱中冰镇。天热时饮用。

绿豆汤甘甜可口，而且防暑消热。在盛夏酷暑时节，不妨经常饮用绿豆汤，可预防中暑。

宝宝起痱子，喝绿豆荷叶汤

夏季天气炎热，宝宝排汗调节功能发育还不够完善，汗液蒸发不畅，容易长痱子。这时，可用具有清热解毒作用的绿豆搭配清热祛火的荷叶煮汤饮用，能帮助祛除体内热气，促进痱子的痊愈。也可以用绿豆、荷叶煮水洗澡，祛除痱子的效果也不错。

红小豆

【性味归经】性平，味甘、酸；归心、小肠、肾、膀胱经。

最佳用法

可以与其他谷豆类食物打成豆浆；搭配红枣煮粥，有补血养血的功效；搭配冬瓜煮汤，清热利湿效果佳。

红小豆富含碳水化合物、蛋白质、维生素等营养物质，是补血佳品，被李时珍称为“心之谷”。此外，红小豆还具有利水消肿、解毒排脓的功效，对水肿有缓解作用。

红豆粥，改善痰湿型肥胖

▶ 红小豆、粳米各 100 克。红小豆洗净，用清水浸泡 3~4 小时。粳米淘洗干净，与红小豆一起入锅，加入适量水煮成粥。佐餐食用。

红小豆具有利水消肿、除湿解毒的功效，经常食用可以祛除体内湿气，避免痰湿形成、瘀积体内而形成肥胖。

喝红豆玉米须饮，补水消肿好帮手

▶ 红小豆 30 克，玉米须 12 克。红小豆与玉米须分别洗净，一起放入锅中，加入适量水煎取药汁。每日 1 剂，2 次分服。

红小豆含有较多的皂角苷，可刺激肠道，有良好的利尿作用，能解酒、解毒，对心脏病和肾病水肿有益。玉米须具有清热利尿的功效，与红小豆搭配，利尿消肿效果更好。

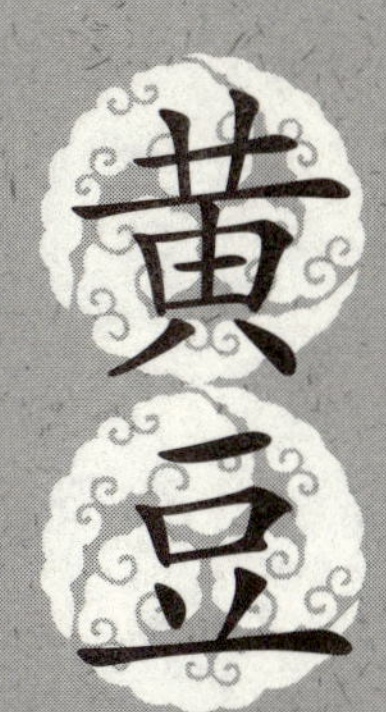

黄豆

【性味归经】性平，味甘，归脾、胃经。

最佳用法

可以用来煮粥、炖汤、煮熟后凉拌、炒熟后当零食；将黄豆磨成粉，加面粉蒸成馒头；可以打成豆浆饮用，或加水泡发成黄豆芽，还可以做成豆腐。

黄豆被称为“豆中之王”，是一种营养丰富、用途广泛的豆类产品。黄豆中的蛋白质在量和质上均可与动物蛋白媲美，所以黄豆有“植物肉”及“绿色牛乳”之美誉。黄豆还可以做成豆腐、豆浆、豆芽等食品食用，营养价值也很高。

黄豆花生汤，健脑益智、缓解更年期综合征

▶黄豆、花生各50克，冰糖1大匙。将黄豆、花生分别洗净，放入锅中，加入适量水煮至黄豆、花生熟软，加冰糖调味即成。佐餐食用。

黄豆中所含的卵磷脂是大脑细胞组成的重要成分；花生具有养血的功效。两者搭配煮汤，不仅能补充大脑所需的营养物质，使大脑血液充足，增强和改善大脑机能，提高记忆力，而且还能养心血、安定情绪，缓解更年期综合征。

经常喝豆浆，养护身体好处多

豆浆中富含的维生素具有抗氧化作用，能帮助人体抵抗自由基，延缓衰老。经常喝豆浆还能促进肠胃中有益细菌的生长，对促进消化、预防肠道疾病有很大的好处。另外，豆浆中富含钙，儿童经常喝豆浆能促进生长，老年人经常喝豆浆能预防骨质疏松。

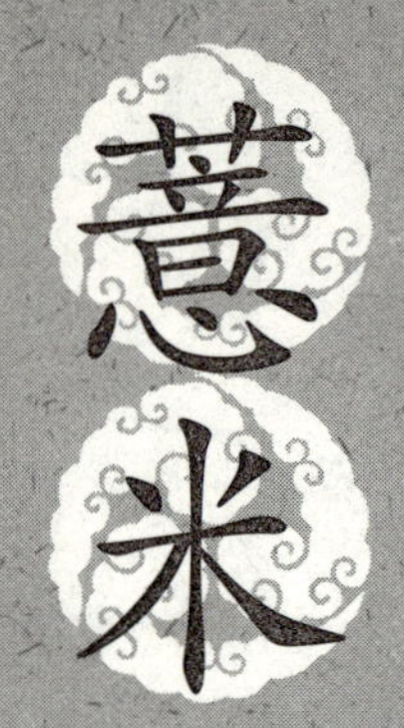

薏米

【性味归经】性微寒，味甘、淡，归脾、胃、肺经。

最佳用法

可以与其他谷豆类食物打成豆浆，也可以与核桃、红枣一起打成粉，用开水冲成糊食用，有美容作用；搭配龙眼、酸枣仁煮粥，能起到养心安神的作用；与冬瓜、红小豆等搭配，利水除湿效果更好。

薏米，别名薏苡仁、六谷子，具有消肿、健脾祛湿的功效，是一种常用的利水渗湿材料。薏米还是一种美容食品，经常食用可以保持人体皮肤光泽细腻，对于消除痤疮、雀斑、老年斑、妊娠斑等都有帮助。

薏米蜂蜜茶，嫩肌肤、美容颜

▶ 薏米粉10克，蜂蜜少许。锅中加适量水烧开，放入薏米粉煮熟，关火，晾温后加蜂蜜调味即成。代茶饮用。

薏米具有清热利湿的功效，搭配滋阴养颜、润肠排毒的蜂蜜，可以清除体内湿热，改善因湿热引起的痤疮、色斑等，让肌肤更加娇嫩。

薏米冬瓜排骨汤，缓解湿热型风湿痛

▶ 薏米100克，冬瓜块250克，排骨300克，姜片、盐各适量。排骨洗净，切块，冷水下锅煮净血水，捞出冲净。将排骨、薏米、冬瓜、姜片一起放入锅中，加适量水，大火煮沸后转小火炖2小时，加盐调味即成。佐餐食用。

薏米性微寒，具有清热、补脾、利湿的功效；冬瓜具有化痰止咳、利尿消肿、清热祛暑等功效。两者搭配，能清热利湿，对于湿热型风湿痛有缓解作用。

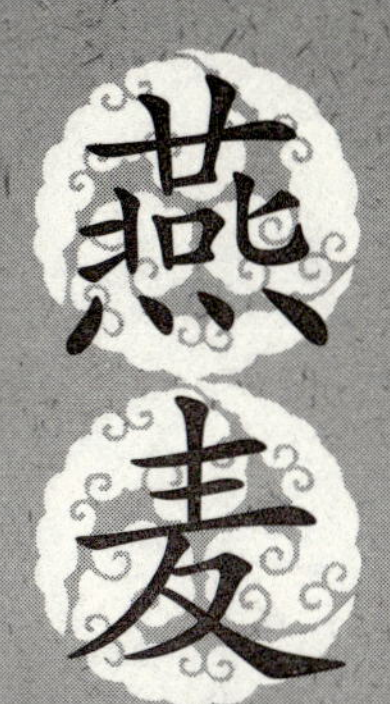

燕麦

【性味归经】性温，味甘，归肝、肾经。

最佳用法

如果购买的是燕麦片宜煮着吃，可以增加β－葡聚糖溶出；可与鸡蛋、牛奶、水果搭配当做早餐食用。如果是燕麦，可搭配大米、小米、绿豆等谷豆类食物煮粥，养生效果不错。

大部分谷类经过碾制加工后，营养丰富的麸皮与胚芽都会被去除。但燕麦却不同，经加工后仍能保留胚芽与部分麸皮中的营养素，因此，平时在食用五谷杂粮时，加点燕麦，营养更全面均衡。

常喝燕麦粥，便秘不见了

▶ 燕麦、粳米各100克。燕麦、粳米分别淘洗干净，放入锅中，加入适量水煮成粥。佐餐食用。

燕麦富含膳食纤维，具有润肠通便的功效，可促进肠胃蠕动，预防和改善便秘。很多老年人大便干燥，若不及时调理，很容易导致脑血管意外。因此，老年人平时可适当吃燕麦粥，以预防和改善便秘。

麦片牛奶饮，预防骨质疏松

▶ 燕麦片100克，牛奶1小袋。锅中放入适量清水烧沸，倒入燕麦片再次煮沸，关火，然后倒入牛奶拌匀即成。佐餐食用。

人进入中老年阶段，随着生理功能的退化，骨钙流失严重，容易发生骨质疏松，可经常喝麦片牛奶饮补钙。

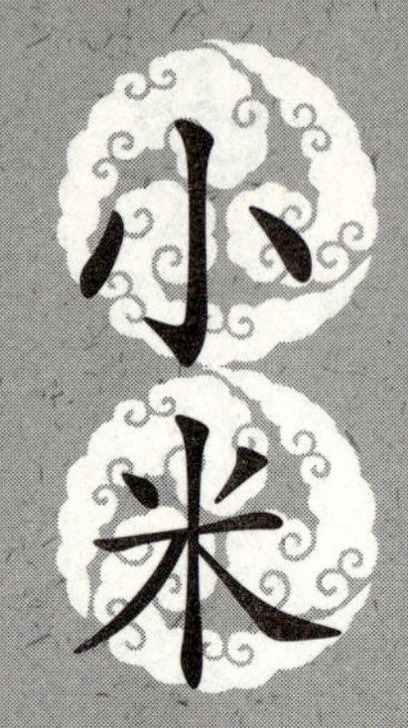

小米

【性味归经】性微寒，味甘，归胃经。

最佳用法

可以与其他谷豆类食物打成豆浆喝；可磨成粉蒸成馒头；与红枣、百合、龙眼等食物搭配煮粥，养心安神效果不错；与燕麦搭配煮粥，可健脾养胃、润肠通便。

小米是许多家庭中的必备谷物，用小米熬粥营养价值高，有“代参汤”的美称。小米具有健脾、和胃、益肾、除热等功效，脾胃虚弱的人平时多喝小米粥，对补益脾胃很有帮助。

小米南瓜粥，健脾养胃、缓解孕吐

▶ 小米100克，南瓜丁200克。小米淘洗干净，与南瓜一起放入锅中，加入适量水熬煮至小米、南瓜软烂即成。佐餐食用。

小米有“治反胃热痢”的功效，对反胃、呕吐等有缓解作用。在孕早期时，通常会有呕吐的症状，这时可适量吃小米南瓜粥，既能补充营养，还能缓解孕吐症状，增加食欲。

红糖小米粥，每个月那几天不痛不虚

▶ 小米150克，红糖适量。小米淘洗干净，放入锅中，加入适量水煮成粥，加红糖调味即成。佐餐食用。

小米营养丰富，经常食用可改善身体虚弱状况，增强免疫力。红糖具有活血化瘀的功效，与小米一起煮粥，对血瘀引起的痛经有缓解作用。

黑米

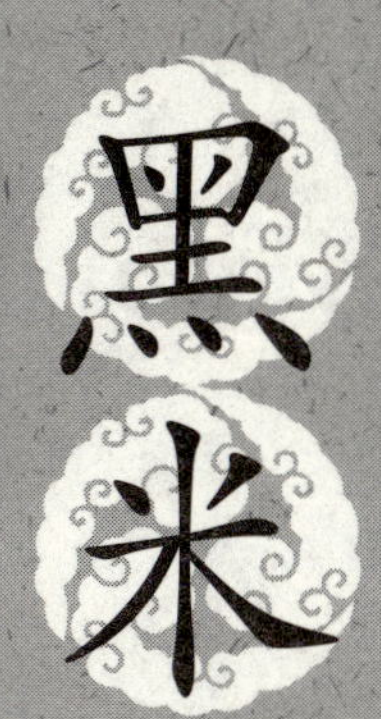

【性味归经】性平，味甘，归脾、胃经。

最佳用法

与其他谷豆类食物一起打成豆浆喝；搭配粳米、小米、绿豆、红小豆等煮粥，营养更加全面；也可以单独煮粥，香糯爽口。

黑米是一种药食两用的大米，被人们称为“补血米”“长寿米”。我国民间也有“逢黑必补”之说。黑米营养丰富，能有效提高人体红细胞和血红蛋白的含量，有利于心血管系统的保健，有利于儿童骨骼和大脑的发育，平时适量食用还有助于提高免疫力。

家有宝贝，黑米粥不可少

▶ 黑米适量，洗净后加水煮成粥。佐餐食用。

黑米所含蛋白质比普通大米高，而且其中氨基酸的含量和种类也比大米高，人体所需的赖氨酸、精氨酸、氮氨酸、色氨酸等，黑米中都有。另外，黑米所含的锰、锌、铜等矿物质比大米高 1~3 倍，更含有大米所缺乏的维生素 C、叶绿素、花青素、胡萝卜素及强心苷等特殊成分，营养价值很高。正处在身体发育期的少年儿童多吃黑米，可增强营养，促进生长发育。

黑米饭，帮助降血糖

▶ 黑米适量，用清水浸泡 4~6 小时，然后再入高压锅中，加入适量煮成米饭。代替大米饭作为主食食用。

黑米中膳食纤维含量较高，淀粉消化速度比较慢，血糖生成指数低于大米饭。因此，糖尿病患者适当食用黑米饭，对保持血糖稳定更有帮助。

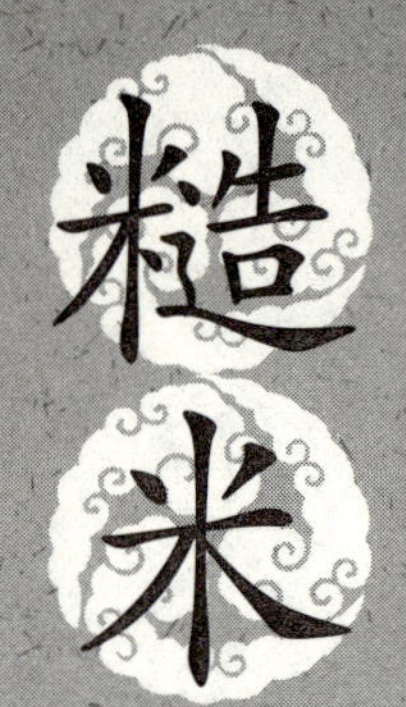

糙米

【性味归经】性平，味甘，归脾、胃经。

最佳用法

可以与其他谷豆类食物一起打成豆浆喝；最常见的是用糙米与大米搭配，煮成糙米粥或糙米饭，营养更加全面；还可以将糙米炒干后用沸水冲泡，代茶饮用，风味很独特。

糙米是相对精白米而言的，稻谷经碾去谷壳后仍保留着一些外层组织的米为糙米。糙米具有益气和中、除湿气的功效，有助于预防便秘、肠癌、脚气病、心血管疾病、糖尿病和贫血，并有降血脂、减肥的作用。

糖尿病患者宜吃糙米

吃糙米对于糖尿病患者特别有益。因为糙米的碳水化合物被粗纤维组织所包裹，人体消化吸收速度较慢，对控制血糖有帮助。同时，糙米中锌、铬、锰、钒等微量元素有利于提高胰岛素的敏感性，对糖耐量受损的人很有帮助。

苹果糙米粥，养护肠胃，预防便秘

▶ 苹果1个，糙米100克。将苹果洗净，去核，切成2厘米见方的块；糙米洗净，加水浸泡1小时以上。将糙米放入锅中，加入适量清水，用大火煮沸，加入苹果块，再用小火煮30分钟即成。佐餐食用。

糙米和苹果都富含膳食纤维，经常食用，可促进肠道有益菌增殖，加速肠道蠕动，软化粪便，起到预防便秘、养护肠胃的作用。

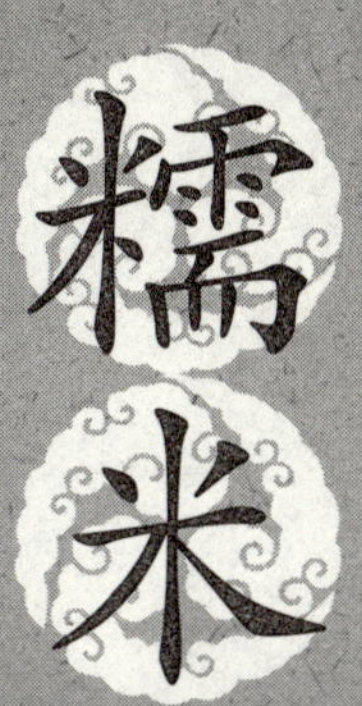

糯米

【性味归经】性温，味甘，归脾、胃、肺经。

最佳用法

常搭配其他谷类煮粥或米饭食用；有时也搭配黑木耳、香菇、肉末等做成馅儿，包包子食用；还可以做成酒酿或糯米酒；也可以磨成糯米粉做汤圆。

糯米常用来包粽子或熬粥，是家庭常吃的粮食之一。中医认为，糯米能够补养人体正气，起到御寒、滋补的作用。古代医书中有记载“糯米粥为温养胃气妙品”，因此患有神经衰弱及病后、产后的人食用糯米粥调养，可达到滋补营养、健脾养胃的效果。

红枣糯米粥，温和滋补、健脾暖胃

▶ 糯米、粳米各50克，红枣5颗，冰糖适量。将糯米、粳米淘洗干净，放入锅中，加入红枣、适量水煮至粥成，加冰糖调味即成。佐餐食用。

糯米是一种温和的滋补品，有补虚养血、健脾暖胃的作用，对脾胃虚寒所致的反胃、食欲减低、消化不良、泄泻等具有缓解作用。

何首乌糯米粥，益气养血、红润肌肤

▶ 制何首乌15克，红枣5颗，糯米100克，红糖适量。将制何首乌放入砂锅中煎取浓汁，去渣，然后放入洗净的糯米、红枣，加适量水，小火煮至粥成，加红糖调味即成。

糯米、红糖、制何首乌、红枣合用，具有养血益气的功效，搭配煮粥食用，能使身体气血充盈，面色变得红润健康。

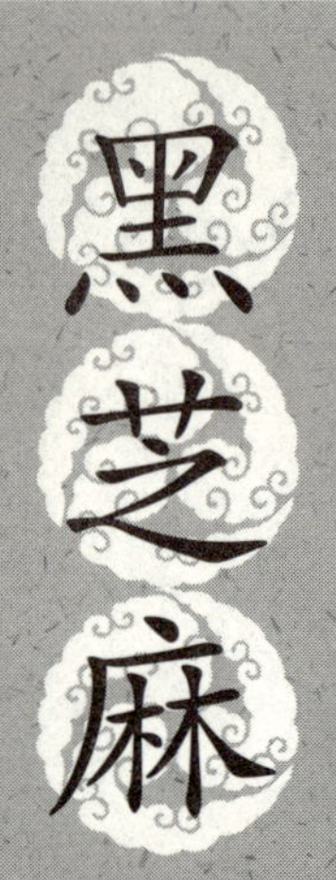

【性味归经】性平，味甘，归肝、肾、肺经。

最佳用法

同核桃混合打成粉，用开水调成糊食用，具有健脑、乌发、补肾等功效；用来炒菜，以增加菜肴营养及增色；可用于炖汤、煮粥等。

黑芝麻有个美称叫“百谷皇后”，能够补肝肾、益精血。黑芝麻含有丰富的不饱和脂肪酸，能够润肠通便；黑芝麻还能够生津润燥、补血养颜。另外，黑芝麻还能清肝明目，改善精血不足导致的视力模糊、头晕眼花。

黑芝麻，让那些年的青春不曾老去

▶ 黑芝麻糊：将黑芝麻炒干，磨成粉，装入干净的密封罐中保存。每次取适量，用开水冲成糊。佐餐食用。也可以在黑芝麻粉中加入蜂蜜调成面膜使用，具有清洁肌肤、锁水保湿的功效。

▶ 黑芝麻粥：黑芝麻 20~30 克，粳米 100 克。粳米淘洗干净，放入锅中，加入适量水煮至粥将成，放入黑芝麻继续煮至粥熟。佐餐食用。

黑芝麻中含有丰富的天然抗衰老物质——维生素 E。维生素 E 具有较强的抗氧化作用，可以阻止体内产生过氧化脂质，维持含不饱和脂肪酸比较集中的细胞膜的完整性和其正常的生理功能，也可防止体内其他成分受到脂质过氧化物的伤害，减少体内脂褐质的积累，从而起到延缓衰老的作用。

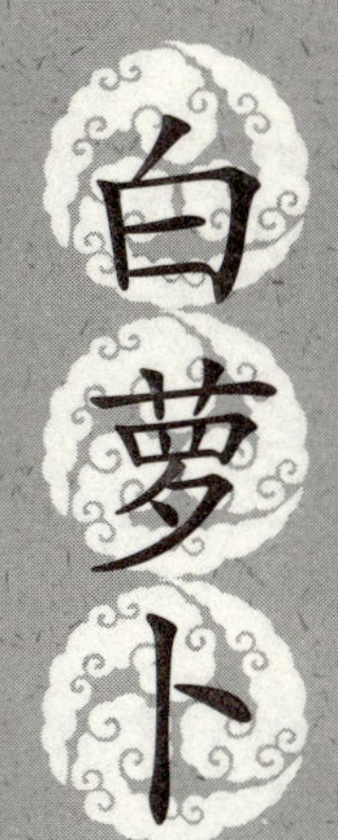

白萝卜

【性味归经】性凉，味辛、甘，归脾、肺经。

最佳用法

可用来搭配肉类炖汤，营养丰富；也可以用来煮粥、炒菜，还可以榨汁后饮用；也可以生吃。

俗语说：“萝卜上了街，药店不用开。”白萝卜是老百姓餐桌上必不可少的保健食品，具有下气宽中、利胸膈等功效，还可促进胃肠蠕动，有助于体内废物的排出。

白菜萝卜汤，清热消食、预防湿热

▶ 大白菜叶2片，白萝卜80克，豆腐半块，香菜末、盐各适量。将大白菜、白萝卜与豆腐洗净，切条，在沸水中汆汤一下捞出。锅中倒入清汤，下白萝卜条、豆腐条，大火煮开后加入白菜条，煮开后加盐，撒香菜末即成。佐餐食用。

白萝卜具有生津止渴、开胃消食的作用；白菜具有清热祛火、利湿排毒等功效；豆腐具有清热利湿等功效。三者合用，可清热利湿、健胃消食。

萝卜冰片汁，通鼻孔、解头痛

▶ 新鲜白萝卜1块，冰片少许。用清洗干净的白布，将白萝卜包住，捣烂，拧出萝卜汁10余滴，加冰片，研匀即成。用消毒的脱脂棉蘸萝卜冰片汁，塞鼻孔内。左侧头痛塞右鼻孔，右侧头痛塞左鼻孔。

白萝卜的辣味夹着冰片的辛香，能让鼻孔通畅，同时还具有缓解头痛、放松精神的功效。感冒伴有鼻塞、头痛症状时，可以食用萝卜冰片汁来缓解。

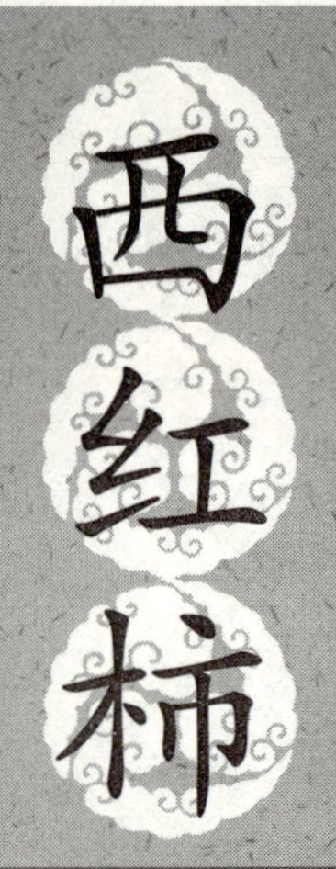

西红柿

【性味归经】性微寒，味甘、酸，归心、肺、胃经。

最佳用法

可作为水果直接食用；将西红柿切块后加糖凉拌，酸甜可口；还可以用来炒菜、煮汤等；也可制成罐头食品，加工成番茄酱和番茄汁。

西红柿肉质纤细，酸甜可口，具有很高的营养价值，可蔬、可果、可药，具有生津止渴、健胃消食、清热养阴、补血养血等多种保健功效。

西红柿果蔬沙拉，稳定血压好帮手

▶ 西红柿 3 个，胡萝卜、苹果、玉米粒各 100 克，酸奶适量。西红柿洗净，切丁；胡萝卜、苹果分别洗净，切丁；玉米粒入沸水中汆汤至熟。将所有材料放入碗中，倒入酸奶拌匀即成。佐餐食用。

西红柿中含钾量较高，能促进血液中钠盐的排出，有降压、利尿、消肿的功效。在这道菜中，西红柿与其他富含钾的蔬菜、水果搭配，加上富含益生菌的酸奶，经常食用，对稳定血压很有助益。

含漱西红柿汁，缓解口腔溃疡

▶ 西红柿适量，洗净后切块，榨取西红柿汁。将西红柿汁含在口中，每次 3~5 分钟，每日数次。

西红柿具有清热养阴的功效，其含有的营养成分还能促进口腔溃疡黏膜修复，因此对口腔溃疡具有缓解作用。口腔溃疡愈合后，经常食用西红柿，还能为机体补充多种维生素，清除体内热毒，预防口腔溃疡的复发。

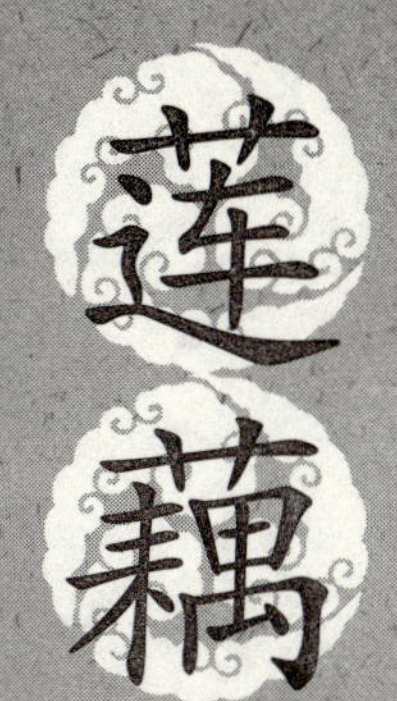

莲藕

【性味归经】 性凉，味甘、涩，归心、肺、脾、胃经。

最佳用法

可生食也可做菜熟吃；生莲藕加调料凉拌，清爽可口；用来炒菜、炖汤，可以搭配花生、排骨等食材，补虚养血效果较好；还可用来煮粥，也可以榨汁后饮用。

莲藕、荷花、荷叶、莲子都可滋补入药，是老幼妇孺、体弱多病者上好的滋补佳品。莲藕质脆而甜，吃起来很爽口，生食能清热生津、止渴除烦、凉血止血、散瘀血，熟食能补益脾胃、止泻、益血生肌。

花生莲藕排骨汤，增强体质防贫血

▶ 莲藕1节，花生20克，排骨250克，生姜、盐各适量。将莲藕洗净，去皮，切块；排骨洗净，切块，冷水下锅煮净血水，捞出冲净。将莲藕块、排骨块、花生、姜片一起放入锅中，加入适量水，大火煮沸后转小火炖1小时，加盐调味即成。佐餐食用。

花生莲藕排骨汤有极佳的补血、补虚效果，且营养丰富、容易吸收，对于有贫血现象的人或体质虚弱的儿童，经常食用补益效果很好。

蜂蜜莲藕汁，润肠通便防痔疮

▶ 莲藕1节，蜂蜜适量。莲藕洗净，去皮，切块，放入榨汁机中，加入适量凉开水打成汁，加入蜂蜜调味即成。佐餐饮用。

莲藕能清热养阴，且含有丰富的维生素K，具有润肠燥、止血的功效，搭配能润肠通便、养阴润燥的蜂蜜，能帮助调理肠道，预防痔疮，改善痔疮引起的便血症状。

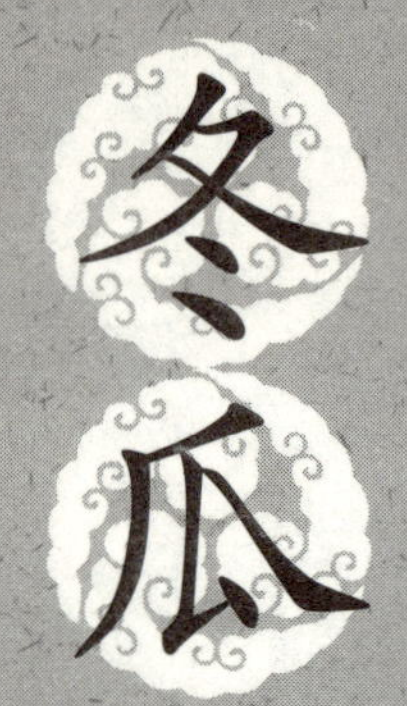

冬瓜

【性味归经】 性寒，味甘，归肺、大肠、小肠、膀胱经。

最佳用法

可用来炒菜、炖汤、煮粥等；与红小豆、绿豆搭配煮汤，能利尿消肿；与排骨搭配炖汤，能清热滋补。

冬瓜是瓜类蔬菜中唯一不含脂肪的蔬菜，它体积大、水分多、热量低，营养价值高，是餐桌上的常见菜品。常吃冬瓜，可清热祛火、养阴生津、润肠通便、利尿消肿，缓解湿热引起的各种症状。

常吃冬瓜，减肥瘦身并不难

▶ 新鲜连皮冬瓜 80 克，粳米 150 克。冬瓜洗净，切小块；粳米淘洗干净。将粳米、冬瓜一起放入锅中，加入适量水煮成粥。佐餐食用。

冬瓜热量低，不含脂肪，且所含的丙醇二酸能帮助人体抑制糖类转化成脂肪，从而起到预防肥胖、健美身体的作用。

自制冬瓜水，润泽肌肤、预防色斑

▶ 冬瓜适量，洗净，去皮，切碎，然后用干净的纱布绞取汁液。每次洁面后用冬瓜水敷脸，轻拍脸部，使皮肤充分吸收冬瓜水。

冬瓜中所含的蛋白质、油酸和瓜氨酸等营养物质，不仅可润泽皮肤，还能抑制黑色素的形成，有美白肌肤、预防色斑的效果。

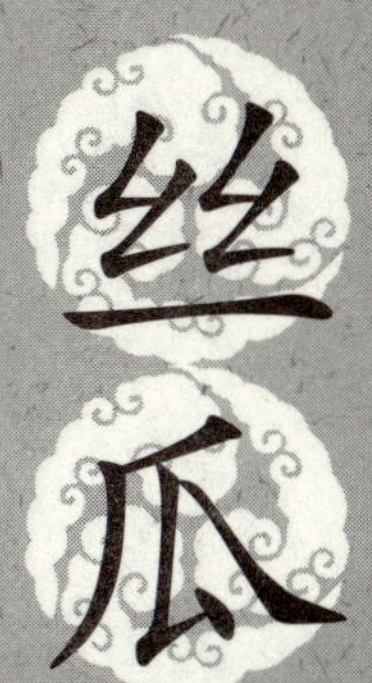

丝瓜

【性味归经】性凉，味甘，归肺、肝经。

最佳用法

与鸡蛋一起炒菜，营养更加丰富；搭配其他蔬菜煮汤，新鲜爽口且清热解暑；还可以与水果、蔬菜搭配榨汁饮用，清热排毒好轻松。

丝瓜能保持皮肤光滑、消除黑斑，有“美人水”之称，是美容的上好材料。丝瓜是春夏交替之际主要蔬菜之一，嫩丝瓜适合炒菜、做汤食用。成熟的丝瓜纤维发达，可以入药。

丝瓜油菜汤，缓解内痔防便秘

▶ 新鲜丝瓜 250 克，油菜、盐、香油各适量。丝瓜去皮，洗净，切块；油菜洗净，切段。丝瓜块放入锅中，加入适量水煮至丝瓜熟，下油菜煮至变绿，加盐、香油调味即成。佐餐食用。

丝瓜和油菜都富含膳食纤维，搭配食用，具有润肠通便、清热凉血的作用，可预防和改善便秘、肠燥引起的痔疮。

丝瓜鲫鱼汤，健脑益智好汤品

▶ 丝瓜 1 根，鲫鱼 1 条，姜、盐各适量。鲫鱼处理干净；丝瓜去皮，洗净，切块；姜洗净，切片。锅中加入适量水，放入鲫鱼、丝瓜块、姜片，大火煮沸后转小火炖 45 分钟，加盐调味即成。佐餐食用。

丝瓜富含 B 族维生素，鲫鱼富含蛋白质，这两种物质都是大脑发育及维持大脑健康必不可少之物，因此多喝丝瓜鲫鱼汤，可健脑益智、提高记忆力。

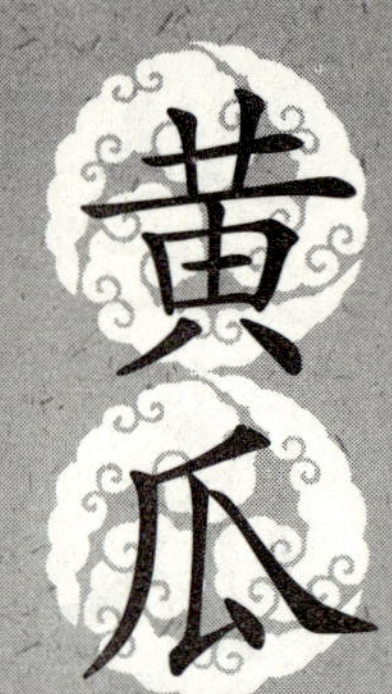

黄瓜

【性味归经】性凉，味甘，归肺、胃、大肠经。

最佳用法

可当水果直接生吃；与木耳、鸡蛋、肉片搭配炒菜，即是家常菜木须肉，营养全面；搭配虾仁炒菜，促进人体对钙的吸收；还可以搭配其他蔬菜一起煮汤，可润肠通便；还可以用来腌制咸菜。

黄瓜不但脆嫩清香、味道鲜美，而且营养丰富，是消暑、美容、减肥的佳蔬，经常食用黄瓜，能起到清热祛火、润肠通便、美白淡斑等功效。

黄瓜醋汁能解酒

▶ 黄瓜2根，醋适量。黄瓜洗净，切小块，放入榨汁机中榨汁，然后加入适量醋即成。饮酒前后饮用。

黄瓜中所含的丙氨酸、精氨酸和谷胺酰胺对肝脏患者，特别是对酒精性肝硬化患者有一定辅助食疗作用；醋有一定的解酒作用。因此，在饮酒前后适量喝点儿黄瓜醋汁，可预防酒精中毒，还可以解酒。

黄瓜拌黑木耳，清肠又减肥

▶ 黄瓜1根，黑木耳10~15克，盐、醋、香油各适量。黄瓜洗净，切滚刀块；黑木耳用清水泡发，洗净，撕成小朵。锅中加水烧开，下入黑木耳汆烫片刻，捞出过凉，然后与黄瓜块一起放入碗中，加盐、醋、香油拌匀即成。

黄瓜中含有丙醇二酸，可以抑制糖类物质转变为脂肪；黑木耳富含膳食纤维，可帮助人体清除肠壁里多余的“油水”。肥胖者宜吃这道菜，对控制体重有帮助。

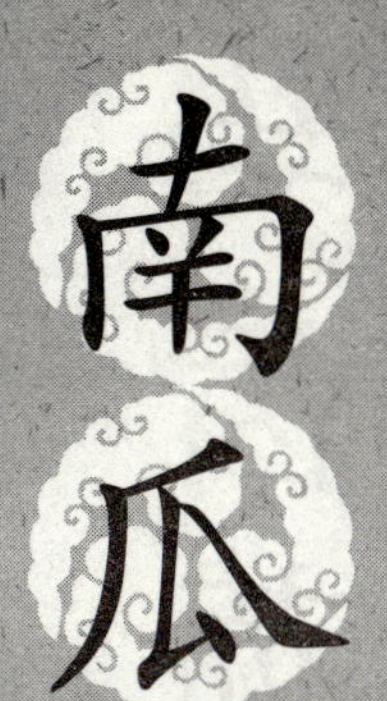

【性味归经】性温，味甘，归脾、胃经。

最佳用法

南瓜可以切薄片炒着吃，也可以切块炖着吃；可以与其他蔬菜一起做菜，如与山药搭配，可提神补气、强肾健脾；可以与谷物搭配煮粥，如搭配小米煮粥，健脾养胃效果不错等。

《滇南本草》记载："南瓜性温、味甘，入脾、胃二经，能润肺益气、化痰排脓、驱虫解毒。"营养学研究表明，南瓜内含有果胶，能黏结并消除体内细菌毒素和其他有害物质，起到清肠排毒的作用，对于秋燥引起的季节性便秘有改善作用。

清炒南瓜丝，稳定餐后血糖

▶ 青南瓜300克，植物油、盐各适量。青南瓜洗净，切丝。锅中加植物油烧热，下入南瓜丝炒至熟软，加盐调味即成。佐餐食用。

青南瓜就是未长成熟的嫩南瓜。青南瓜含有丰富的钴元素，钴能活跃人体的新陈代谢，促进造血功能，并参与人体内维生素 B_{12} 的合成，还是人体胰岛细胞所必需的微量元素，对缓解糖尿病、降低血糖有帮助。

吃小米南瓜粥，远离胃痛烦恼

▶ 小米150克，南瓜100克。南瓜去皮，洗净，切块。小米淘洗干净，与南瓜一起入锅，加入适量水煮成粥。佐餐食用。

南瓜、小米都具有健脾养胃的功效，两者搭配煮粥，能帮助保护人体胃肠道黏膜免受粗糙食物的刺激，同时还能促进胆汁分泌，加强胃肠蠕动，帮助食物消化。

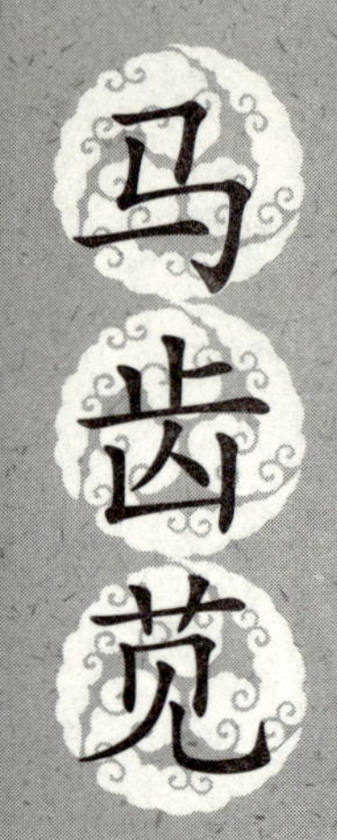

马齿苋

【性味归经】性寒，味甘、酸，归心、肝、脾、大肠经。

最佳用法

夏秋季节，马齿苋茎叶茂盛、鲜嫩多汁，处理干净后加盐、醋、生姜、蒜、香油等佐料和调味品做成凉拌菜，味道十分鲜美，润滑可口；将马齿苋晒干后，可与肉类、排骨、鱼等搭配炖汤，养生效果也不错。

马齿苋是一种野菜，风味独特，具有清热解毒、利水通淋、抗菌杀虫、散血消肿、祛湿止痢等功效，适用于肠炎、急性关节炎、膀胱炎、尿道炎等病症。

马齿苋煎汤外洗，止痛痒效果好

▶ 马齿苋叶适量，加水煎药汁。取药汁熏洗，每日 2 次。

不少人受到痔疮的困扰，“犯病”时更别提多难受了。马齿苋具有清热解毒、抗菌消炎、散血消肿的功效，用马齿苋药汁洗一洗肛门部位，能起到局部清热消炎的作用，让人感觉清爽一些。

敷马齿苋，缓解牙龈肿痛

▶ 新鲜马齿苋适量，洗净后放容器中捣烂，外敷痛牙。

内火旺盛导致牙龈肿痛时，可以将新鲜马齿苋洗净，捣烂后敷在痛牙上，以发挥马齿苋清热解毒、祛湿消肿的功效，从而缓解疼痛。也可以将马齿苋捣汁，然后含服，效果也不错。

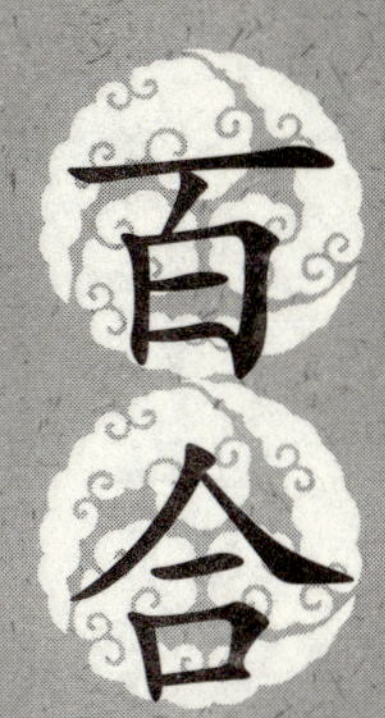

百合

【性味归经】性平，味甘、苦，归心、肺经。

最佳用法

可用来与粳米、小米等一起煮粥；与龙眼、酸枣仁等搭配，能养心安神助睡眠；与梨、冰糖等一起炖汤，能养阴润肺、预防秋燥；还可以用百合搭配肉类炖汤，中和肉类的热性等。

除了作为食物外，百合还是常用的滋阴中药，是老少皆宜的药食两用佳品，具有清心安神、润肺止咳、促进睡眠的作用。另外，药理研究显示，自百合鳞茎中提炼出的生物碱具有一定的抗癌作用。

川贝百合粥，缓解肺燥、阴虚咳嗽

▶ 百合 20 克，川贝母 10 克，粳米 150 克，冰糖适量。粳米淘洗干净，放入锅中，加入适量水煮至半熟，放入百合、川贝母煮至粥成，加冰糖调味即成。佐餐食用。

这道粥具有养阴生津、润肺止咳等功效，对肺燥、肺阴虚引起的咳嗽具有缓解作用。夏秋季节，人体阴气耗损比较多，再加上天气干燥，容易引起咳嗽，这时喝一些川贝百合粥，能起到预防和缓解咳嗽的作用。

更年期失眠烦躁，多喝百合莲子茶

▶ 百合、莲子各 10~20 克，加水煎汤，取药汁，代茶饮用。

百合既是药品，又是一种清补的食物，具有润肺、补虚、安神等功效；莲子性平，味甘、涩，具有养心气、补脾气的功效。女性更年期心神不安、失眠多梦时，适当喝百合莲子茶，能清心安神，缓解以上症状。

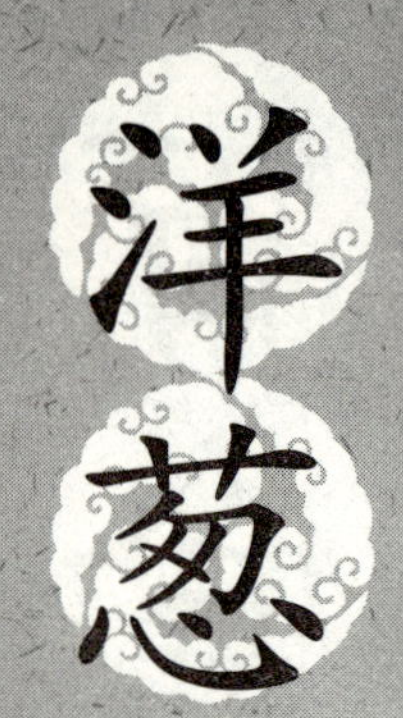

洋葱

【性味归经】性温，味辛，归心、脾、胃经。

最佳用法

搭配香菜、萝卜、黄瓜等做凉拌菜，清脆爽口；也可以用来煮粥、炖汤；还可以当佐料，给肉类祛腥。

洋葱是一种集营养、药用和保健于一身的特色蔬菜，具有发汗解表、抗寒杀菌、温暖脾胃等多种药用价值，被推崇为多功能的降脂、降压、抗癌的营养保健食品，享有“菜中皇后”的美称。

嚼食生洋葱，预防流行性感冒

洋葱的鳞茎和叶子中含有一种被称为硫化丙烯的油脂性挥发物，具有辛辣味，这种物质能发散风寒，抵御流感病毒，有较强的杀菌作用。另外，洋葱中的蒜素也具有很强的杀菌能力。因此，季节变换、气温不定时，适量嚼食生洋葱可以预防流行性感冒。冬季气温较低，嚼食生洋葱也能起到防寒保暖的效果。

洋葱汁，缓解风寒咳嗽

▶ 洋葱 100 克，洗净，加入适量水煎取药汁。每日 2 剂。

洋葱具有发散风寒的功效，当发生风寒咳嗽时，趁热饮用洋葱汤，能让身体发汗，在一定程度上缓解咳嗽症状。

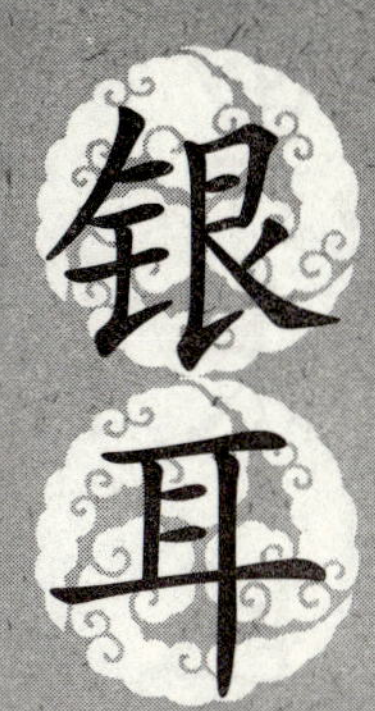

银耳

【性味归经】性平，味甘，归肺、胃、肾经。

最佳用法

入菜、凉拌、炒菜、炖汤、煮粥皆可；与红枣、龙眼等搭配，可补血益气、美容养颜；与川贝母、雪梨等搭配，可滋阴润肺、缓解咳嗽。

银耳呈半透明状，柔软又有弹性，被人们誉为“菌中之冠”。银耳既是营养滋补佳品，又是扶正强壮之补药，具有滋阴补肾、补气强精、强心健脑、提神养血等功效。历代皇家贵族将银耳看作是“延年益寿之品”“长生不老之良药”。

银耳粥，润泽肌肤、淡化色斑

▶ 干银耳 5 克，粳米 50 克，冰糖适量。将干银耳用清水泡发，择净；粳米淘洗干净。将粳米、银耳一起放入锅中，加入适量水煮成粥，加冰糖调味即成。佐餐食用。

银耳富含天然植物性胶质，再加上它具有滋阴、益气血的功效，长期食用能润泽肌肤、淡化黄色斑、雀斑。

银耳冰糖饮，滋阴润肺缓解秋燥

▶ 干银耳 10 克，冰糖 30 克。将干银耳泡发，与冰糖一起放入锅内，加入适量水煮至银耳熟烂即成。佐餐饮用。

银耳具有滋阴润肺、养阴生津的功效，适量食用能润肺止咳，预防肺燥咳嗽。对女性来说，秋季天气干燥，常喝银耳冰糖饮，不仅能润肺，还能美容养颜。

黑木耳

【性味归经】性平，味甘，归胃、大肠经。

最佳用法

常用来做凉拌菜食用；搭配鸡蛋炒菜，营养丰富；与肉类、红枣一起炖汤，补血养血、增强免疫力；还可以用来煮粥，润肠通便、预防和缓解便秘。

黑木耳色泽黑褐，质地柔软，味道鲜美，营养丰富，可素可荤，具有补气养血、润肺止咳、抗凝血、降血压、抗癌等功效。现代营养学家盛赞黑木耳为“素中之荤”，其营养价值可与动物性食物相媲美。

黑木耳红糖汤，补铁养血效果好

▶ 黑木耳 10 克，红糖 30 克。将黑木耳泡发，洗净，放入锅中，加入适量水煮熟，加入红糖调味即成。佐餐食用。

黑木耳和红糖都具有养血的功效，而且都富含铁质，可预防和改善缺铁性贫血，经常食用，能养血驻颜，令人肌肤红润，容光焕发。

黑木耳蒸瘦肉，补益肝肾、增强体质

▶ 黑木耳 30 克，瘦猪肉 100 克，生姜 3 片，盐、料酒各少许。将黑木耳泡发，洗净；猪肉用温水洗净，切片，加入盐、料酒拌匀。将黑木耳、肉片一同放入碗中，加入生姜片，隔水蒸熟后去除生姜片即成。佐餐食用。

黑木耳含有抗肿瘤活性物质，能增强机体免疫力，与猪肉搭配食用，能补益肝肾、增强体质，还具有一定的防癌效果。

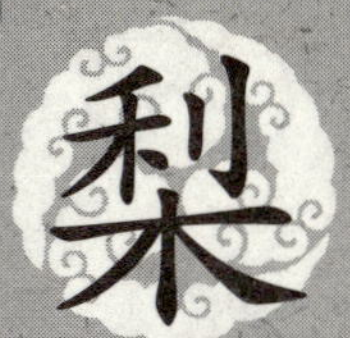

【性味归经】性凉，味甘、微酸，归肺、胃经。

最佳用法

直接食用或榨汁饮用，清凉甘甜；可以用来煮粥，可以搭配川贝母、百合、冰糖、芡实等食物炖汤，润肺止咳效果好；可以搭配肉类炖汤，中和肉类的热性；还可以跟其他水果、蔬菜搭配做成沙拉，或者是煮甜汤。

梨有“百果之宗”的美称，因其鲜嫩多汁，酸甜适口，所以又有“天然矿泉水”之称。梨具有养阴生津、润肺止咳、润肠排毒、减轻疲劳等功效。秋冬季节人们长期待在“暖气房”里，容易诱发“暖气病”，表现为嘴唇干裂、咽干声嘶、肌肤干燥等，而吃梨可缓解以上症状。

冰糖蒸雪梨，润肺止咳传统方剂

▶ 雪梨1个，冰糖适量。梨洗净，去核，切块，与冰糖一起放入碗中拌匀，然后入锅蒸熟。佐餐食用。

冰糖蒸雪梨是中医里最常用的润肺止咳方剂之一，非常适合肺热引起的咳嗽。需要注意的是，风寒感冒引致的咳嗽不宜食用梨及其方剂，以免加重咳嗽症状。

心烦气躁，多喝梨汁

▶ 梨适量，洗净，去皮、核，切块，放入榨汁机中榨汁饮用。

内火伤阴，容易让人心烦气躁；更年期激素变化，容易失眠烦躁；工作处理不完，着急起来也容易烦躁……这时候，可以喝一杯清凉的梨汁，它具有清心除烦的功效，能将心中的烦躁慢慢化解，让情绪平静下来。

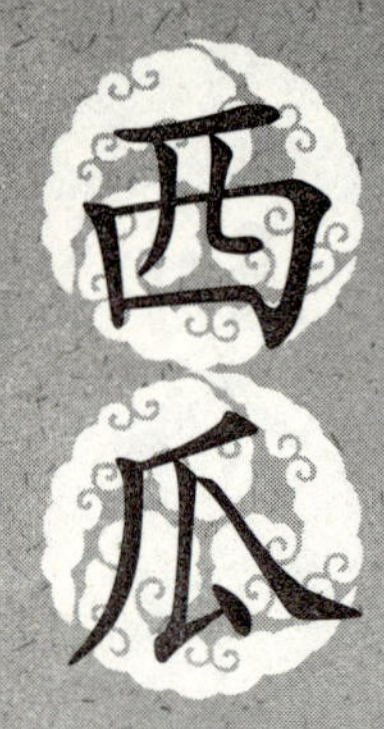

【性味归经】性寒，味甘，归心、胃、膀胱经。

最佳用法

直接食用或榨汁饮用，甘甜多汁、清凉爽口；可以搭配水果一起做成沙拉；西瓜皮可以用来凉拌，还可以用来炒菜。

西瓜堪称“瓜中之王”，味道甘甜多汁，清爽解渴，是盛夏佳果。西瓜既能清暑止渴，又有很好的利尿作用。对肾炎、膀胱炎等疾病有辅助食疗功效。因此有“天然的白虎汤”之称。

冰糖蒸西瓜，缓解肺热咳嗽

▶ 西瓜 1 个，冰糖适量。将西瓜放入盘中，在其顶部切一小口，放入适量冰糖，盖好，然后入锅蒸 1 小时。吃瓜饮汁，每日 1 次。

西瓜具有清热泻火的功效，对肺热引致的咳嗽具有缓解作用。

西瓜皮绿豆汤，祛痘有效果

▶ 西瓜皮（不用削去外皮）500 克，绿豆 100 克。将绿豆洗净，放入锅中，加入适量水，大火煮沸后继续煮 10 分钟，捞出绿豆，下西瓜皮煮沸，关火，捞出西瓜皮。饮汤，一日数次。

绿豆甘凉，可消肿下气、清热解毒；西瓜皮又称西瓜翠衣，性寒，可清热解暑、除烦止渴。两者合用，对痤疮等有缓解作用。

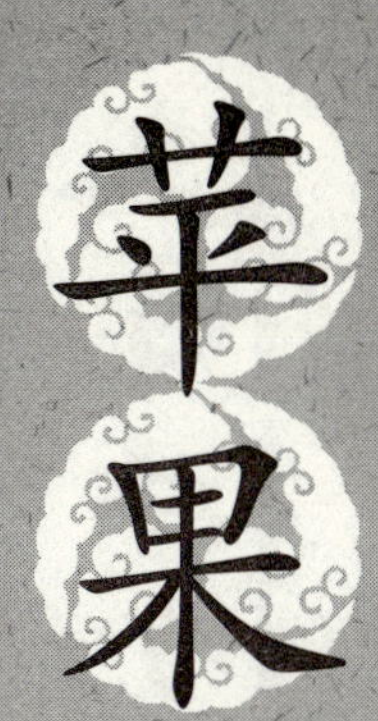

苹果

【性味归经】性凉，味甘、酸，归脾、肺经。

最佳用法

直接食用或榨汁饮用；可以用来煮粥、炖汤，也可以搭配其他水果、蔬菜加调味品做成沙拉；还可以晒干后制成苹果干，当零食吃。

苹果酸甜可口，营养丰富，是日常生活中最常吃的水果之一，它的营养价值和药用价值都很高，被称为“大夫第一药”。

苹果生吃改善便秘，熟吃缓解腹泻

苹果中富含果胶，而果胶是个“两面派”，未经加热的果胶具有软化大便、缓解便秘的作用，而加热成熟的果胶摇身一变，成了“止泻专家”，具有收敛的作用。另外，苹果中的其他营养成分也各有千秋，例如膳食纤维可促进肠胃蠕动，预防和缓解便秘；鞣酸是肠道收敛剂，能减少肠道分泌而使大便内水分减少，从而起到止泻作用。因此，当把吃苹果当成食补时，宜根据具体情况具体选择食用的方式。

每天一苹果，保护牙齿不长蛀牙

有人说，吃苹果相当于刷牙。的确，苹果富含膳食纤维，需要更多的时间来咀嚼。在咀嚼的过程中，口腔会分泌大量的唾液，而唾液是牙齿最好的保护剂，它能预防蛀牙，并且使细菌无法附着在牙齿上，从而令牙齿更容易长期地保持清洁。但是，需要注意的是，吃完苹果要及时漱口，苹果中含有可发酵的糖类，若在口腔中停留的时间太长，对牙齿的健康是不利的。

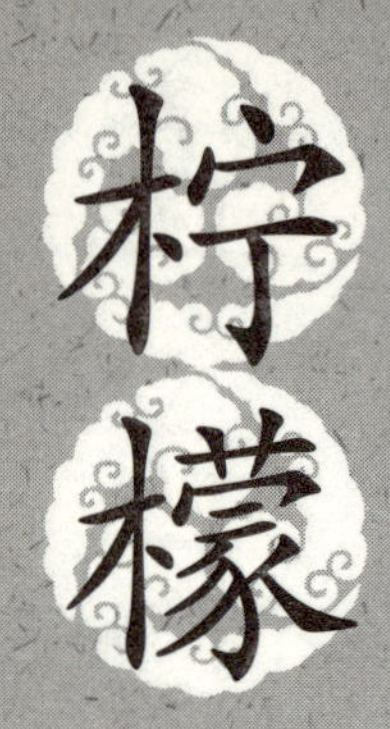

柠檬

【性味归经】性温，味酸，归肺、胃经。

最佳用法

柠檬味道很酸，一般不当水果食用，通常榨汁、切片后加水，做成柠檬水饮用，或者作为辅料，与其他水果一起榨汁饮用；炖肉时滴几滴柠檬汁，菜肴会更加鲜香。

柠檬的果实汁多肉脆，有浓郁香气，含有丰富的柠檬酸，被誉为“柠檬酸仓库”。在天然美容食品中，名气最大、最深入人心的要数柠檬了，所以它又有“护肤皇后”的美誉。

下午茶用柠檬水代替咖啡，提神醒脑、缓解疲劳

许多上班族都喜欢在下午喝一杯咖啡，以驱赶“瞌睡虫”和疲劳。咖啡虽然能让人暂时保持较清醒的状态，但它利尿，会引发尿频、口渴等症状，这会影响到工作状态。而用一杯柠檬水代替咖啡，柠檬淡淡的清香能让人精神一振，使全身疲劳得到缓解，工作状态更佳。

炖肉、做海鲜时，最好能滴上几滴柠檬汁

柠檬富有香气，能祛除肉类、水产的腥膻之气，并能使其肉质更加细嫩，还能促进胃中蛋白分解酶的分泌，增加胃肠蠕动，帮助消化。因此，在炖肉或者做海鲜的时候，可滴上几滴柠檬汁，不仅菜肴更美味，还能促进消化，保护肠胃。

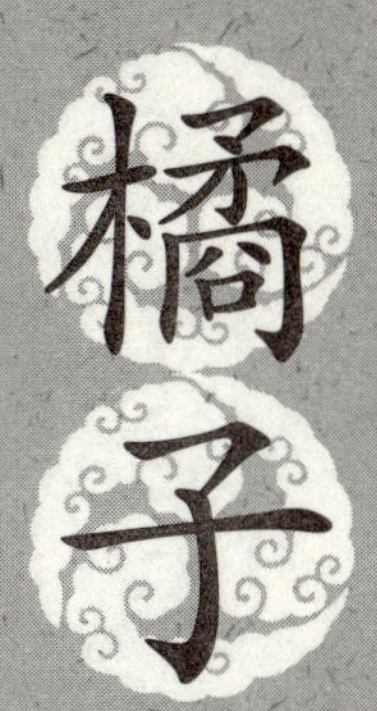

橘子

【性味归经】性微温，味甘、酸，归肺、胃经。

最佳用法

当水果直接食用，或者榨汁饮用；还可以用来煮粥、与其他水果一起搭配做成水果沙拉，也可以用来炖排骨；橘子皮晒干后可用来煮粥、泡茶、炖肉等。

橘子是日常生活中最常见的水果之一，果质优良，酸甜可口，且含有丰富的维生素。经常食用橘子，可提高食欲，促进消化，同时还能美容、缓解疲劳，预防心脑血管疾病。

橘子蜂蜜糊，改善食欲、促进消化

▶ 橘子250克，蜂蜜适量。将橘子去皮、核，橘子果肉放入大碗中研碎，再加入蜂蜜搅拌均匀即成。佐餐食用。

橘子中的酸味物质能促进唾液的分泌，起到增强食欲的作用。橘子富含水分、维生素C和膳食纤维，能促进肠胃蠕动，改善消化功能。

吃橘子千万别丢橘络

很多人吃橘子时总喜欢把橘瓤上白色的筋膜清理干净，其实这种做法会让您丢弃了很宝贵的东西——橘络。橘瓤上的筋膜称为橘络，具有通经络、消痰积的作用。现代研究发现，橘络不但可以止咳，还有化痰的作用。可见，橘络对人体健康多么重要，因此在吃橘子的时候，不要丢弃橘络，最好一起吃掉，能帮助滋润肺部、止咳化痰。

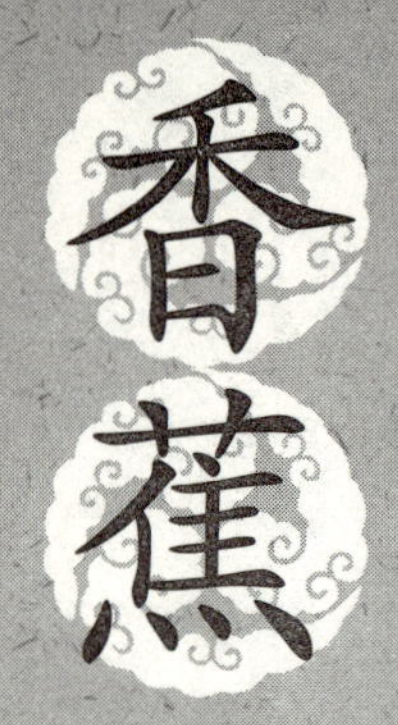

【性味归经】性寒，味甘，归肺、大肠经。

最佳用法

当水果直接食用；可以入菜，煮粥、做水果沙拉；与牛奶搭配打成糊，加蜂蜜调味，营养丰富，润肠通便。

香蕉盛产于热带、亚热带地区，因它能解除忧郁而被称为“快乐水果”，又因其含有被称为“智慧之盐”的磷，所以被称为“智慧果”。香蕉自古以来就是预防和缓解便秘的“良药”，除此之外，常吃香蕉还能保护胃黏膜、预防癌症。

香蕉粥，养胃、润肠道

▶ 香蕉1根，粳米100克。香蕉去皮，切断。粳米淘洗干净，放入锅中，加入适量水、香蕉煮成粥。佐餐食用。

香蕉含有酶类物质，可以抑制幽门螺杆菌的生长，从而抑制胃酸的分泌，帮助胃黏膜修复，保护胃部不受酸的侵蚀。另外，香蕉含有丰富的果胶，能引起高渗性胃肠液分泌，使粪便变软易排出，可预防和缓解便秘。

压力大，香蕉帮您放松身心

香蕉中含有泛酸等成分，泛酸是人体的“开心激素”，可以有效地减轻心理压力，解除忧郁，令人快乐开心。因此，在觉得压力大，喘不过气来的时候，不妨吃一些香蕉，以平缓心情。

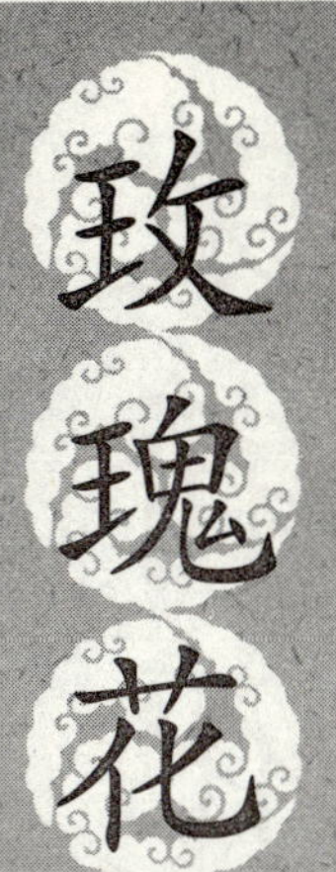

玫瑰花

【性味归经】性温，味甘、微苦，归肝、脾经。

最佳用法

常用来泡茶饮用；可以用来煮粥、煮汤、煮甜品；还可以用来做馅儿，做成玫瑰花饼；常配伍月季花、当归、香附等以加强疗效。

玫瑰花的药用部位为花蕾或初开放的花，可行气解郁、和血散瘀、解毒生津、和中止咳。平时多吃玫瑰花做成的食物或茶饮，可以帮助疏肝健脾，使人心情舒畅，还能有效地缓解心血管疾病。

玫瑰当归粥，补血益气、疏肝解郁

▶ 玫瑰花 5 克，当归 15 克，粳米 100 克，冰糖适量。将玫瑰花、当归一起放入锅中，加水煎取药汁。粳米淘洗干净，放入锅中，加入适量水煮成粥，粥将熟时加入药汁、冰糖略煮即成。佐餐食用。

玫瑰花具有行气活血、疏肝解郁的功效；当归具有补血养肝的功效。两者搭配煮粥，可补血益气、疏肝解郁，对血瘀引起的痛经、月经不调，以及肝气不舒所致的失眠多梦、眼睛干涩、情绪抑郁等有缓解作用。

玫瑰普洱茶，理气健脾效果好

▶ 普洱茶、玫瑰各 3 克。将普洱茶醒茶后与玫瑰一起泡茶。

玫瑰花具有调节肝肾功能、行气活血、解郁提神、安神助眠等功效，搭配普洱泡茶饮用，能疏解胸闷，缓解失眠多梦症状。

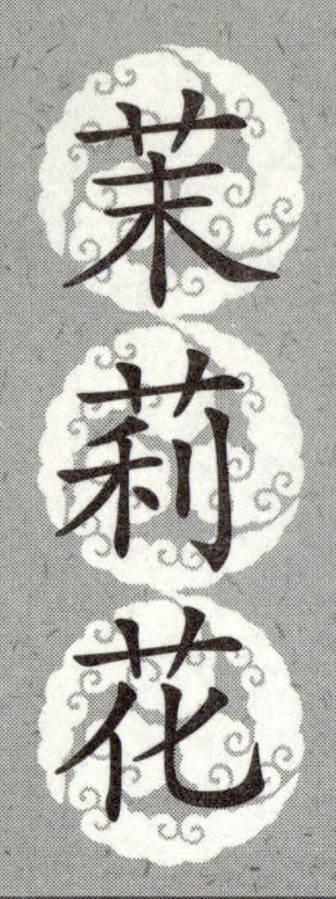

【性味归经】性温，味辛、甘，归肝、脾、胃经。

最佳用法

最常见的吃法就是泡茶饮用，或者煮粥食用；也可以用来做馅儿，做成茉莉花饼。

《本草再新》中记载，（茉莉花）能清虚火，去寒积，治疮毒。茉莉花芳香扑鼻，能让人觉得心旷神怡，具有理气止痛、消肿解毒、舒缓精神、清心解郁、增强免疫力等功效。

目赤肿痛，用茉莉花水熏洗

▶ 茉莉花适量，加水煎取药汁。趁热用茉莉花药汁的蒸汽熏眼睛，待药汁晾温后清洗眼睛。

茉莉花具有清热解毒的功效，用茉莉花药汁熏洗眼睛，具有局部消炎的功效，对目赤肿痛有缓解作用。

下午一杯茉莉花茶，神清气爽好状态

▶ 茉莉花10克、冰糖适量。将茉莉花放入杯中，冲入沸水，加盖闷泡2~3分钟，加冰糖调味即成。

经历了一上午的工作，下午时人比较容易困乏，这时给自己泡一杯茉莉花茶，闻着花茶的清香，能让自己神清气爽。茉莉花中的某些芳香物质具有提神醒脑的效果，能帮助上班族保持良好的工作状态。

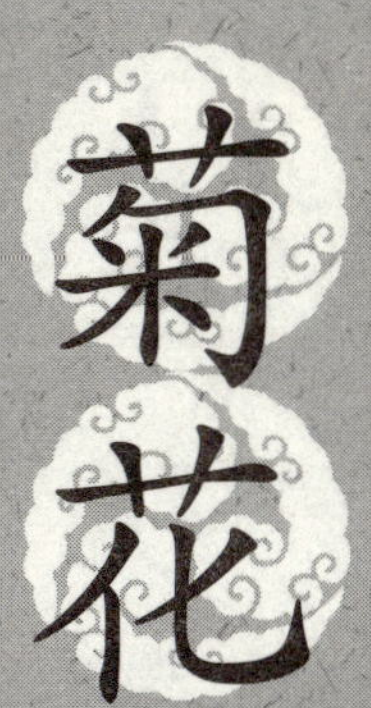

菊花

【性味归经】性微寒，味辛、甘、苦，归肝、肺经。

最佳用法

生食、熟食均可，焖、蒸、煮、炒、烧、拌皆宜；还可切丝入馅，做成菊花酥饼和菊花饺；菊花茶是老少皆宜的茶饮品。

菊花气味芬芳，绵软爽口，具有疏风、明目、解毒的功效。肝火上扰时，不少人会感到头顶疼痛，另外还常伴有眼睛疼痛、发红、口干、口苦、大便干燥等肝火旺的症状。这个时候，菊花清肝泻火、清热解毒的作用正好可以派上用场。

眼睛干涩，喝菊花猪肝汤

▶ 鲜菊花 12 朵，猪肝、植物油、盐、料酒各适量。猪肝洗净，切片，用植物油和料酒腌渍 10 分钟。鲜菊花取花瓣，放入清水锅内稍煮片刻，再放入腌渍好的猪肝片煮至猪肝熟透，加盐调味即成。佐餐食用。

菊花具有清热降火、清肝明目的功效；猪肝具有养肝活血的功效。两者搭配煮汤，具有滋养肝血、清润明目的功效，对肝阳上亢引起的眼睛干涩有缓解作用。

菊花茶，缓解风热感冒

▶ 菊花、冰糖各适量。菊花加沸水闷泡 5 分钟，加冰糖调味即成。

菊花具有清热解毒的功效，对风热感冒以及上火引起的干咳、咽喉肿痛等有缓解作用。

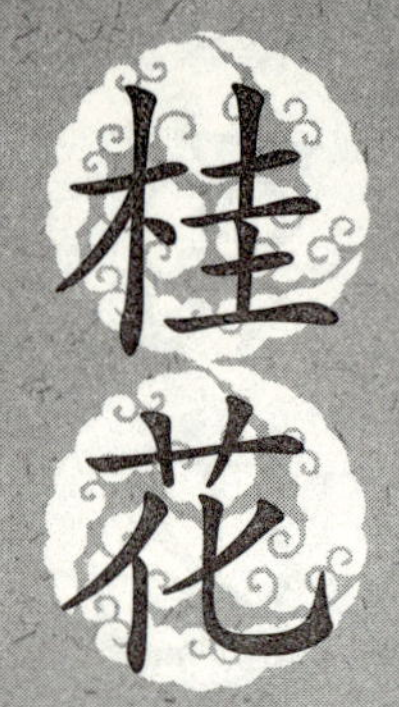

【性味归经】性温，味辛，入肺、大肠经。

最佳用法

可以单独泡茶饮用，也可以搭配菊花、薰衣草、茉莉花、龙眼、绿茶等泡茶，功效各异；可以用来煮粥、炖汤、炒菜，为菜肴增香；还可以做馅儿，做成饼。

一说到桂花，很多人的第一反应是糖桂花，甜甜蜜蜜、清香怡人。中医认为，桂花具有理气解郁、化痰止咳、行气止痛等功效，如果外用，还能滋润皮肤、头发，堪称美容佳品。

桂花茶，缓解感冒咳嗽

▶ 干桂花5克，冰糖适量。将干桂花洗净，沥干水分，放入杯中，加入沸水冲泡10分钟，加冰糖调味即成。

桂花中所含的芳香物质能够稀释痰液，促进呼吸道痰液的排出，具有化痰、止咳、平喘的功效，用来泡茶饮用，可缓解风寒感冒及咳嗽症状。但是，桂花辛温，风热感冒者不宜食用，以免加重症状。

咀嚼桂花，让口气变得清新

▶ 新鲜桂花适量，洗净后咀嚼，直至桂花无香气吐掉。如果使用桂花干品，可用来泡茶，用桂花茶漱口，然后咀嚼桂花茶叶，效果也不错。

桂花馨香，能祛除口中异味，并具有杀灭口中细菌的功效，因此经常咀嚼桂花，可以缓解口臭，清新口气。

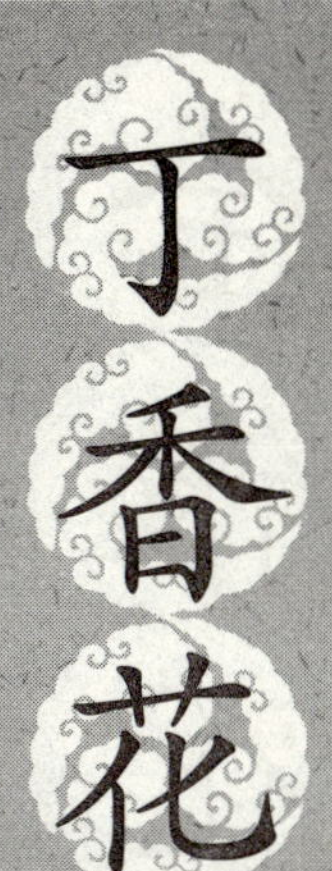

丁香花

【性味归经】 性温，味辛，入脾、胃、肾经。

最佳用法

一般用来泡茶饮用；如果当中药食用，内服煎汤，每次1.5~5克。

丁香花芳香馥郁，具有温胃散寒、止呃降逆等功效，常用于改善胃寒呕吐、呃逆、腹泻等症状。另外，丁香花还具有抗菌消炎、理气止痛的作用，对真菌有抑制作用，也常用于治疗牙痛。

反胃、呃逆，喝丁香茶

▶ 丁香花粉末1.5克。将丁香花粉末放入杯中，倒入沸水冲泡，代茶饮用。

丁香花具有温中、暖肾、降逆的功效，对胃寒引致的反胃、呃逆有缓解作用。但是，平素内热重的人不宜用丁香花，以免加重症状。

是的，丁香花还能治脚癣

▶ 丁香花粉末适量，撒于患脚癣的趾缝内。或将丁香花粉末用70%的酒精调和，然后均匀地涂抹在脚癣处。

丁香花中含有的丁香油能帮助抑制脚癣真菌的生长，从而起到缓解脚癣的作用。同样，丁香花对手癣也具有缓解作用。

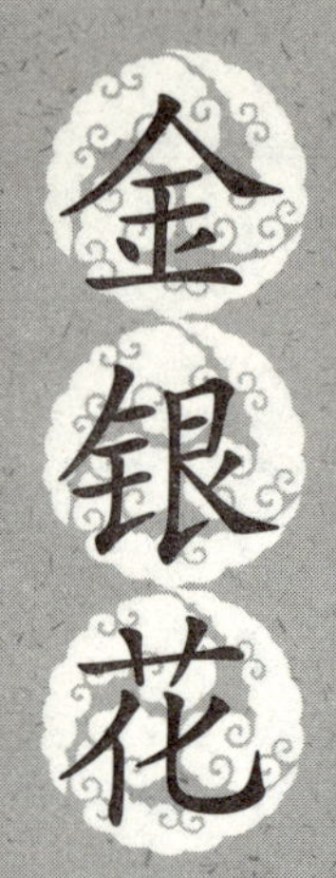

金银花

【性味归经】味甘，性寒，归肺、胃、大肠经。

最佳用法

最常用的方法是泡茶饮用，可单独泡茶，也可以搭配菊花泡茶，疏风清热效果好，搭配罗汉果、胖大海等泡茶，可缓解风热感冒引致的咳嗽、咽痒、咽痛；还可以用金银花煮粥，能清热、止咳。

金银花是清热解毒、消炎的常用中药，具有清热凉血、疏风散热的功效，用金银花泡水代茶饮用，对咽喉肿痛和风热感冒具有预防和改善作用。民间还常用金银花煮水缓解流行腮腺炎、痱子等症。

金银花绿茶，清热凉血、预防中暑

▶ 绿茶 3 克，金银花 5 克，冰糖适量。将金银花洗净，沥干水分，与绿茶一起放入杯中，加沸水冲泡 5~10 分钟，加冰糖调味即成。

这道茶非常适合夏季上火者饮用，具有利咽清热、预防中暑的功效。如果出现轻微的中暑症状，及时喝杯金银花绿茶，并补充足够的水分，可缓解中暑症状。

金银花甘草茶，缓解风热感冒

▶ 金银花、甘草各 5 克，冰糖适量。将金银花、甘草分别洗净，沥干水分，放入杯中，加入沸水冲泡 10 分钟，加冰糖调味即成。

金银花搭配甘草，具有清热利咽、抗菌消炎的功效，适合风热感冒者及实热体质者适量饮用。

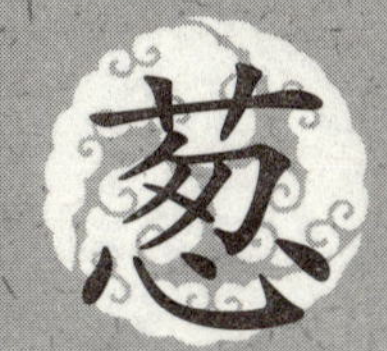

【性味归经】性温、味辛，归肺、胃二经。

最佳用法

一般当佐料使用，如在做菜、炖汤或者烹调肉类时食用，以祛腥增香；还用来煮粥、泡茶；也可单独绞汁饮用，辛辣通鼻，可预防感冒、缓解胃寒腹泻。

葱既能作菜，又可作调料，还具有一定的药用价值。中医认为，葱具有通阳发表、散寒通阳、解毒止痛、祛痰、利尿、增强食欲等功效，适量食用能祛寒杀菌、预防感冒。

葱白红糖茶，预防和缓解风寒感冒

▶ 葱白 3 段、红糖适量。葱白洗净，放入锅中，加入适量水煎取药汁，加红糖调味即成。代茶饮用。

葱白含有的辣素具有抵御细菌、病毒的功效，在天气寒冷时喝一杯热气腾腾的葱白红糖茶，可发汗解表，预防和缓解风寒感冒。

胃寒腹泻，喝葱白粥

▶ 葱白 2 段，粳米 100 克。葱白洗净，切碎。粳米淘洗干净，放入锅中，加入适量水煮至粥将熟，加葱白略煮即成。佐餐食用。

葱白具有宣通阳气、发汗解表、解毒杀虫等功效。冬季天气寒冷，不仅感冒发病率明显增高，而且受寒腹泻也很常见。这时适当喝葱白粥，能暖胃防寒，杀菌解毒，预防和缓解胃寒导致的腹泻。

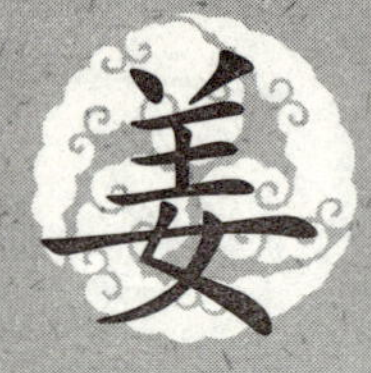

【性味归经】性温，味辛，归肺、胃、脾经。

最佳用法

常用作佐料，炒菜时放姜，既可调味又能解毒；烹调肉类时放姜，祛腥解毒；还可以用来熬姜汤，预防和缓解风寒感冒；腌制后食用，可开胃、发散风寒；还可以用来煮粥，美味又增强免疫力。

俗话说："常吃生姜，不怕风霜。"姜含有挥发性姜油酮和姜油酚，具有活血、散寒、除湿、发汗等功效。伤风感冒时，吃几片姜能促进血液循环，使全身发热出汗，从而减轻感冒症状。

妊娠呕吐，适量食用生姜汁

▶ 生姜蜂蜜饮：生姜6克，蜂蜜适量。生姜洗净，加水煎取姜汤，晾温后调入蜂蜜调味即成。代茶饮用。

▶ 生姜红糖茶：生姜60克，醋、红糖各适量。生姜洗净，切片，以醋浸泡24小时。用时取姜3片，加红糖用沸水泡5分钟即可。代茶饮用。

孕早期，由于体内激素水平的变化，孕妈妈会出现孕吐的现象，同时还常伴有食欲不振的情况。当遭遇到这种情况时，可以适量食用生姜汁。姜具有温中散寒、降逆止呕、健胃消食等功效，对于脾胃虚寒引致的妊娠呕吐有缓解作用。当然，食用生姜汁缓解孕吐，并不是指直接食用，而是用温水调服，或者是搭配其他食物一起饮用。

快速止打嗝，试试姜蜜饮

▶ 生姜汁、蜂蜜各25毫升，调匀后一口咽下。

此方具有止呃逆、温胃的作用，治疗打嗝，一次即好。

【性味归经】性温，味辛，归脾、胃、肺经。

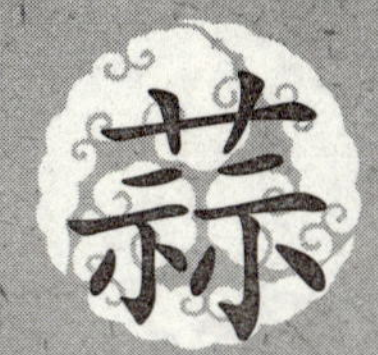

最佳用法

一般当佐料使用，如在炒菜、炖汤时加入适量的蒜，可提味祛腥；可以用来煮粥，也可以捣成蒜汁用于凉拌菜中。

大蒜味道辛辣，有强烈的刺激性气味，是烹饪中不可缺少的调味品。经常吃蒜，能清除肠胃内的有毒物质，增进食欲，加速消化；还能抗菌消炎，预防和缓解流行性感冒。

夏天吃生蒜，预防肠道病

夏天吃蒜不仅可以增加营养、改善食欲，还可预防多种疾病。现代医学研究认为，蒜辣素和蒜素对许多细菌都有抵抗作用，尤其是某些已具有耐药性的细菌，遇到蒜就很敏感。炎热的夏季是急性菌痢和急性肠炎的高发季节，每日吃几瓣生蒜，可有效地预防其发生。

感冒鼻塞好难受，蒜汁通鼻见效快

感冒时最令人难受的要属鼻塞了，鼻塞不仅会让呼吸不够通畅，而且还会影响氧气的吸入量而引起头痛、头晕等症状。这时，可将蒜洗净，捣汁，用纱布过滤，然后取几滴蒜汁，滴入鼻孔中，蒜的辛辣味会给鼻子形成刺激，使鼻子通畅，从而解决鼻塞的问题。

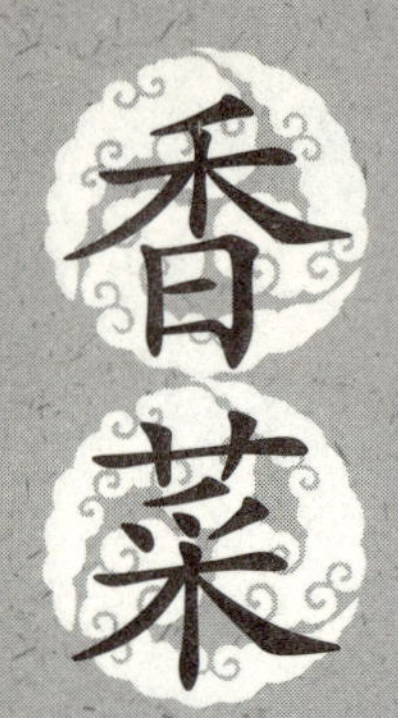

香菜

【性味归经】 性温，味辛，归肺、脾经。

最佳用法

香菜芳香，一般用来作佐料，去除肉类的腥味；有时也用来煮粥。

香菜具有芳香健胃、祛风解毒之功效，能有效缓解感冒症状，还能利便、利尿。另外，香菜还具有促进周身血液循环的作用。寒性体质者适当吃点香菜可能改善手脚发凉的症状。

香菜粥，消食理气、解表发汗

▶ 香菜末 15 克，粳米 100 克。粳米淘洗干净，入锅煮粥，粥将成时下入香菜末，略煮即成。

如果感冒了，喝一碗热气腾腾的香菜粥，出一身汗，能促进感冒痊愈。香菜具有透疹的功效，因而香菜粥也非常适合风疹瘙痒或麻疹透发不畅者食用。

生姜香菜汤，缓解风寒感冒

▶ 生姜、香菜各 20 克。生姜洗净，切片；香菜连根洗净，切碎。将生姜片先入锅中，加入适量清水煮沸后，再加入香菜稍煮即成。早、晚各 1 剂。

生姜、香菜都具有辛温解表、发散风寒的功效。两者搭配，对风寒感冒所致畏寒怕冷、无汗等有缓解作用。

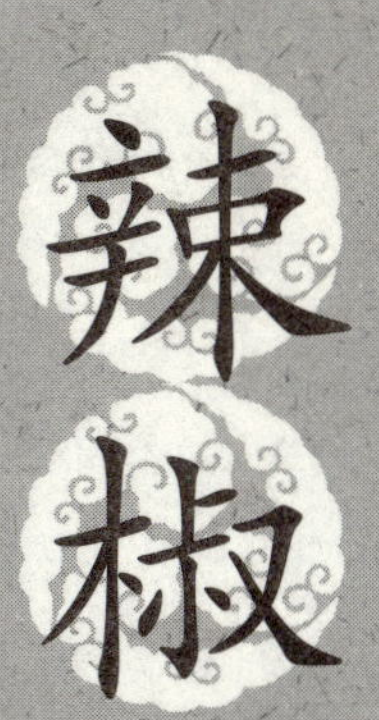

【性味归经】性热，味辛，归心、脾经。

最佳用法

一般同其他蔬菜、肉类炒食，可当佐料食用，用于提升菜肴的口感，以刺激味蕾；也可以腌制后食用，酸辣可口，很下饭。

辣椒因含有辣椒素而有辣味，能促进唾液分泌，增进食欲，还能祛寒暖身，预防和缓解风寒感冒。此外，辣椒中维生素 C 的含量在蔬菜中居前列，是一种比较受大众喜爱的蔬菜和调料。

自备辣椒酒，不怕冷

▶ 小红辣椒、50° 以上白酒各适量。将小红辣椒洗净，晾干水分，然后放入酒中浸泡，密封好，放在阴凉干燥处存放 9~10 天即成。每次取适量辣椒酒，涂抹于膝盖部位。

冬季天气寒冷，即使穿毛裤，膝盖也有可能被寒气侵袭，出现怕冷、疼痛的表现。“通则不痛”，膝盖出现刺痛，说明严寒入侵造成了经络阻塞，而辣椒酒能促进局部血液循环，并且能使局部“热”起来。因此，冬季的时候给自己准备一小瓶辣椒酒，在膝盖被冻着的时候擦一擦，效果不错。

菜里加辣椒，温胃散寒保平安

胃寒的人容易胃痛，同时伴有消化不良、反酸等症状，在菜肴里添加适量辣椒，能缓解胃寒症状。另外，冬季适量食用辣椒，能提高身体的御寒能力。

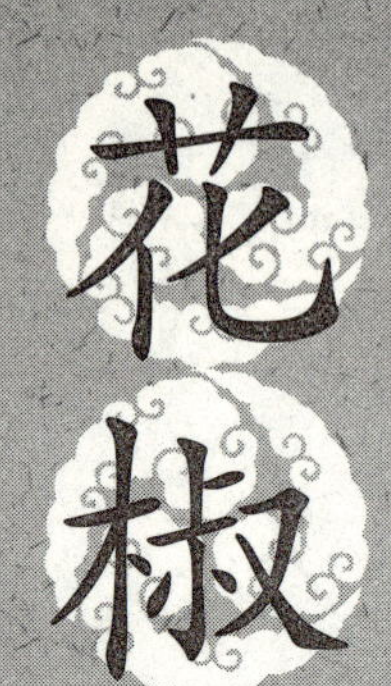

花椒

【性味归经】性温，味辛，归脾、胃、肾经。

最佳用法

主要用作佐料，炒菜、炖汤、做馅儿时使用，以祛腥提味；有时也用来煮粥。

花椒是中国特有的香料，既香醇又麻、辛、辣，无论红烧还是做卤味，无论是做小菜、四川泡菜还是鸡鸭鱼羊牛肉等，它都是不可或缺的。花椒具有温中散寒、除湿止痛、抗衰老、降血压等功效，寒性体质者宜适量食用花椒。

花椒粥，缓解胃寒疼痛、腹泻

▶ 花椒2克，粳米100克。花椒研成粉末。粳米淘洗干净，放入锅中，加入适量水煮成粥，加花椒粉拌匀即成。

花椒味道麻麻的，别有风味，而且它对我们的身体有很多益处——花椒具有温中散寒、祛湿止痛的功效。这道粥对胃寒引起的胃痛、腹泻等有缓解作用。

糜烂性足癣，敷花椒粉

▶ 花椒适量，研成粉末。每次取适量，均匀地撒于脚趾间糜烂创面上，待出现黄水后，洗净，擦干足部，再敷。

研究发现，花椒中的某些成分对多种细菌有抑制作用，因此用花椒粉对付足癣真菌，效果也不错。花椒粉适合水疱型、趾间糜烂型、鳞屑型足癣。

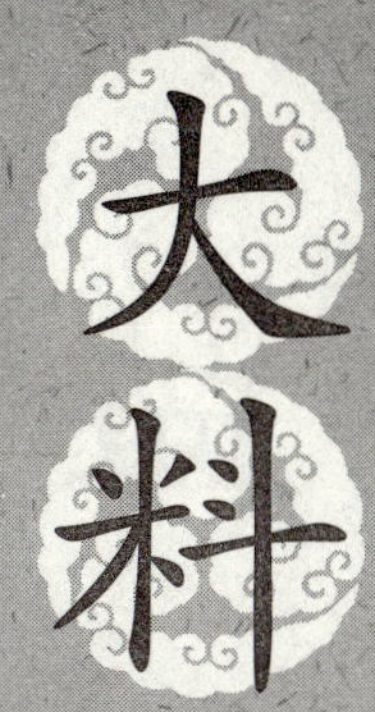

大料

【性味归经】性温，味辛，归脾、胃、肾经。

最佳用法

常用作佐料，煮、炖肉类、鱼类等时加一些用，可祛腥增香；也可用来煮粥、煮汤，以解表散寒。

大料是我们用来提味除腥的佐料，香气浓郁。其实，大料的价值远远不止如此，它还具有温中散寒、理气止痛等功效，能帮助人体扶正祛邪，缓解胃寒引起的各种不适。大料的香气还能祛口臭、除脚臭等。

冬季用大料煮粥，让您的身体变得热气腾腾的

▶ 大料 5~10 克，粳米 150 克，盐少许。大料研成粉末。粳米淘洗干净，放入锅中煮至半熟，加大料粉末拌匀，继续煮至粥熟，加盐调味即可。佐餐食用。

大料性温，味辛，具有温阳散寒的功效。在冬季严寒时喝大料粥，能促进身体血液循环，加快新陈代谢，让身体从内部暖起来。

花椒大料水，赶走胃虚寒症状

▶ 花椒、大料各 5~10 克，放入锅中，加入适量水，大火煮沸后转小火继续煮 30 分钟，取汤汁。代茶饮用。

花椒、大料都属于温性之品，具有温阳散寒、理气止痛的功效，用来煮水喝，能温暖脾胃，缓解脾胃虚寒引起的胃痛、腹泻等症。

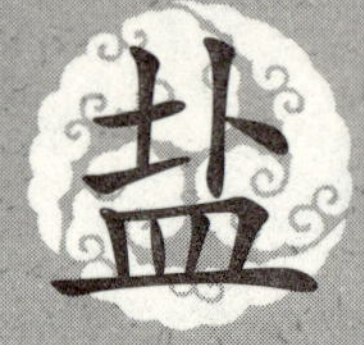

【性味归经】性寒，味咸，归胃、肾、大肠、小肠经。

最佳用法

一般用于调味，具有提鲜、祛腥、增味的作用；有时也用来保存食物，撒在食物上可以短期保鲜，用来腌制食物能防变质。

盐的制作与使用起源于中国，是人类日常生活中不可缺少的调味品，也是调味品中用得最多的，号称“百味之王”。放盐不仅能增加菜肴的滋味，还能促进胃肠道消化液的分泌，增进食欲。

轻微腹泻、痛经，用盐包热敷腹部

▶ 盐适量，放入锅中炒热，用布包好，趁热敷在肚脐和腹部上。每日2次。

用盐热敷腹部，实际上是在利用盐的存热性，使受凉的腹部得以温暖，从而缓解腹泻。另外，用盐热敷腹部，还能通过腹部将热量传递给子宫，温暖子宫，并促进子宫血液循环，缓解血液淤滞引发的痛经、经行不畅等症。

背后长有“青春痘”，用盐“洗干净”

背后长有“青春痘”，瘙痒难耐又挠不着，让人很烦恼。这时，可以用盐“洗干净”——洗澡时让身体充分温热，待毛孔张开后，让家人帮忙将适量盐抹在背后，各个角落都要抹到，然后用沐浴刷按摩1分钟，使皮肤和刷子间的盐能移动，然后用清水洗净即可。长期坚持，能起到消炎的效果，实践一段时间后会发现，背上的青春痘，甚至其他的疙瘩，都消失了不少。

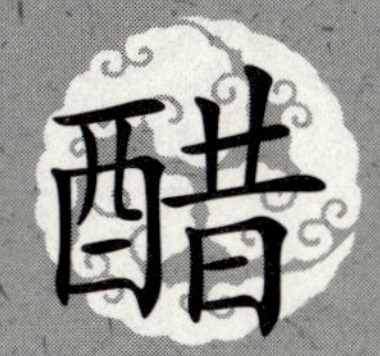

【性味归经】性温，味酸、苦，归肝、脾经。

最佳用法

一般当调料使用，在做凉拌菜、炒菜、炖汤时加入适量的醋，以增加菜肴的鲜甜香等味道；还常用作包子、饺子等食物的蘸料，以祛除油腻，增加食物香味，促进消化。

醋古时被称为“苦酒”和“食总管”，是一种发酵的酸味液态调味品，它具有抗菌消炎、促进消化、提高食欲、延缓人体衰老、预防感冒等功效。

自制润肤醋，滋润皮肤、预防皱纹

▶ 白醋20毫升，甘油10克。将醋与甘油混匀。每次取适量涂抹于肌肤上。

白醋能抑制和降低人体衰老过程中过氧化脂质的形成，延缓和减少老年斑、皱纹等的产生。白醋与具有滋润功效的甘油搭配，能滋润皮肤，保皮肤年轻健康。

用醋漱口，牙齿更加洁净

▶ 醋适量，含半口醋，在口里漱2~3分钟，然后吐出，再用牙刷刷洗，最后用清水漱净。

醋含有丰富的有机酸，能软化牙齿上的烟垢和菌斑。用醋漱口，能去除烟垢、洁净牙齿。需要注意的是，醋中含酸比较多，长期使用醋漱口、刷牙也不好，一般坚持2~3天，然后停止一段时间，再使用醋漱口、刷牙，如此反复交替比较合适。

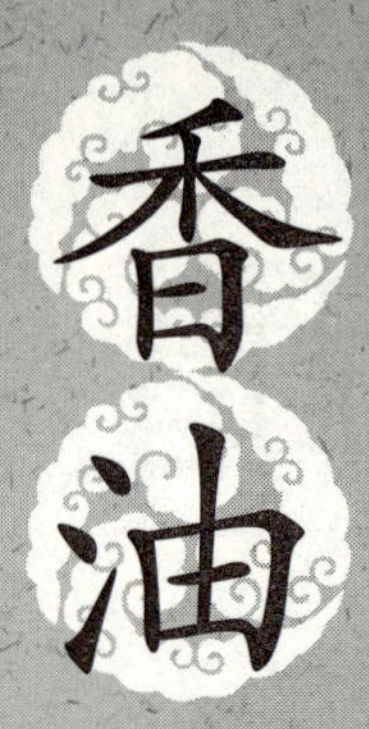

香油

【性味归经】性凉，味甘，归大肠经。

最佳用法

当调味品使用，做凉拌菜时加适量香油，菜肴更加鲜香；煮汤时滴几滴香油，汤汁更加美味；煮饭时滴几滴香油，米饭会更香。

香油，是用芝麻榨香加工而成的油。因在加工过程中，芝麻中的特有成分经处理后，具有独特的香味，故称香油。香油具有润肠通便、增进食欲、保护心脑血管健康等功效，非常适合作为日常餐桌上的调味品使用。

香油 + 蜂蜜，润肠通便

▶ 香油、蜂蜜各半小匙。将香油、蜂蜜调和均匀，喂给小儿。一般 1~2 次即可缓解大便干燥的症状。

"火力壮"是小儿常见症状，尤其是男孩，容易食积、大便干燥。蜂蜜和香油都具有润滑作用，搭配食用，能润肠通便，缓解大便干燥的状况，促进小儿排便。

不小心碰伤，抹香油不留疤

以前不小心碰伤时，家里的老人总会拿香油过来，说抹点儿香油就好了。香油具有抗菌消炎的功效，碰伤时用香油涂抹，能起到局部消炎的作用，而且香油里的营养物质还能促进伤口愈合、增加皮肤弹性。

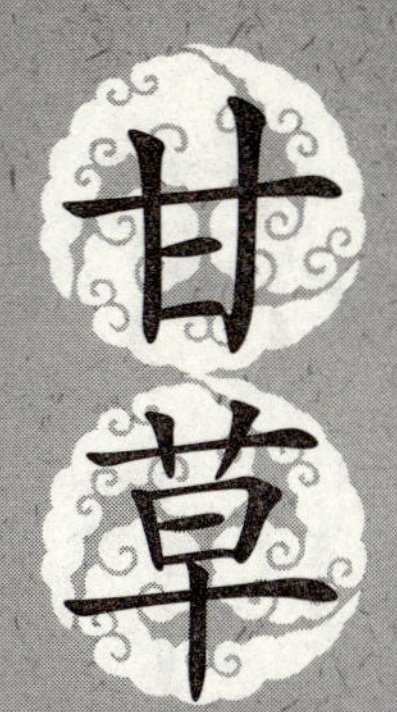

甘草

【性味归经】性平，味甘，归心、肺、脾、胃经。

最佳用法

甘草在中药方剂中使用很广，入汤剂一般用量6~12克，大剂量可用到30克。外用适量。

甘草有“十方九草”之美誉，是药方和药膳之中经常用到的材料。生甘草能清热解毒，润肺止咳，调和诸药药性，常用于咽喉肿痛、胃肠道溃疡、解毒等；炙甘草能补脾益气，对脾胃虚弱引起的食欲不振、大便稀薄，以及心气虚所致的心悸等有很好的改善作用。

甘草小麦红枣汤，更年期美丽不烦躁

▶ 浮小麦30克，红枣10颗，甘草10克，一起入砂锅中加适量水煎，取药汁，早、晚各服一次，每次1杯。

清心安神的浮小麦、补血养颜的红枣，搭配有缓解心悸作用的甘草，能有效缓解更年期烦躁心悸、面色苍白、健忘、神经衰弱等症状。

甘草清咽粥，咽炎“清除者”

▶ 甘草10克，麦冬15克，酸梅2颗（去核），粳米100克。粳米洗净，加其余材料，入锅中加适量水煮成粥。每日1剂，分2次服用。

这道粥可以清咽利喉、生津止渴，特别适合急、慢性咽炎患者食用。

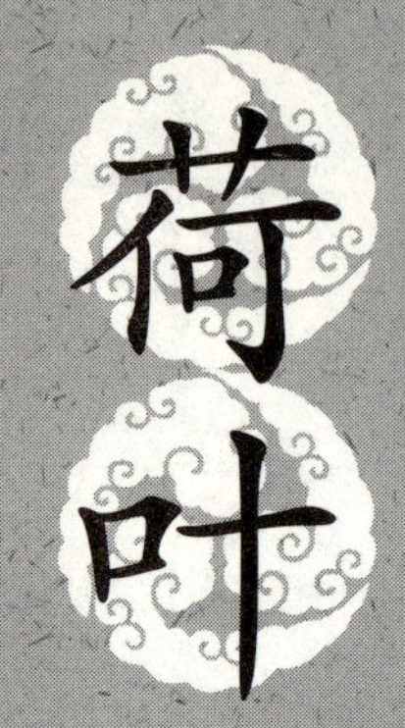

荷叶

【性味归经】性平，味苦、涩，归心、肝、脾经。

最佳用法

在一般方剂中使用，干品用量一般为5~20克，有时也用到30克，鲜品用量加倍；也可以用来泡茶、煮粥。外用适量。

荷一身都是宝，花芳香，根清热，叶能消肿。荷叶不仅给夏季增添绿意，还能让人由内而外清凉一夏，它具有利水消肿、清热解毒等功效，对暑热烦渴、暑湿泄泻、肠燥便秘、五心烦热等具有缓解作用。

荷叶粥，预防暑热

▶ 鲜荷叶1张，粳米100克，白糖适量。鲜荷叶洗净，撕成块，与淘洗干净的粳米一起放入锅中，加入适量水，用大火烧开，改用小火慢煮至米烂粥稠、表面没有粥油时，拣出荷叶，加入白糖调味即成。佐餐食用。

夏季天气炎热，很容易中暑。若能多喝清热消暑的荷叶粥，帮助身体祛除暑热邪气，能在一定程度上预防中暑的发生。中暑以后，可在用药的同时，搭配食用荷叶粥，对疾病痊愈具有促进作用。

用荷叶水洗澡，防痱子、润肌肤

▶ 干荷叶20~30克，洗净，放入锅中，加入适量水煮30分钟，取汁。将荷叶药汁晾温后用来洗澡。

荷叶水能清除汗液，预防和缓解痱子，还能润泽肌肤，特别适合小宝宝，能让宝宝的皮肤不干燥。

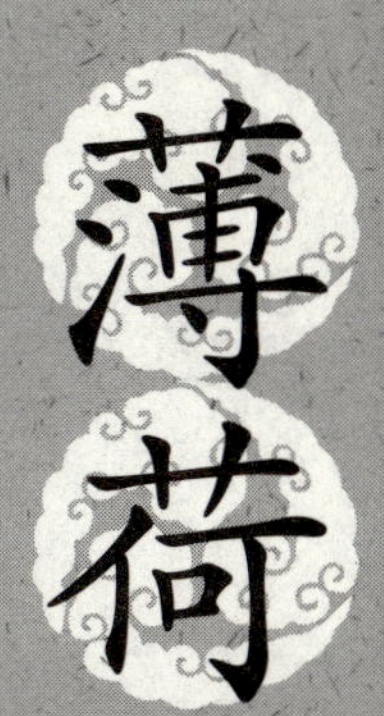

薄荷

【性味归经】性凉，味辛，归肺、肝经。

最佳用法

在一般方剂中使用，用量通常为5~20克；薄荷是药食同源之物，若用作食疗，可用新鲜薄荷叶，用量通常可加倍，超过20克；还可以用来泡茶。外用适量。

相信不少人吃薄荷糖时，都会感觉口中、喉咙清凉无比，且能让人振奋精神。这主要是因为薄荷气味芳香独特，具有疏风散热、疏肝通窍、清利头目等作用，对咽喉肿痛、口腔异味、风热感冒、精神疲乏等有改善作用。

薄荷叶粥，利咽喉、除口臭

▶ 鲜薄荷叶30克，粳米100克。鲜薄荷叶水煎取汁。粳米淘洗干净，放入锅中，加入适量水煮至粥熟，然后加薄荷叶药汁拌匀即成。佐餐食用。

薄荷具有祛风清热、散邪透疹、利咽的功效，经常喝薄荷叶粥，不仅能祛除风热邪气，帮助麻疹、荨麻疹等患儿透疹，薄荷的香气还能通利咽喉，缓解咽喉疼痛。此外，适当喝薄荷叶粥，内清胃火、外清口气同时作用，能缓解口臭现象。

下午喝薄荷茶，缓解疲劳、振奋精神

▶ 绿茶3克，干薄荷叶6克（或鲜薄荷叶12克），蜂蜜适量。将绿茶、薄荷叶放入杯中，冲入沸水浸泡5分钟左右。代茶饮用。

薄荷具有缓解疲劳的作用，而且其特殊气味可提神醒脑、振奋精神，作下午茶饮用能让人平心静气、集中精神，更好地投入到下午的工作当中去。

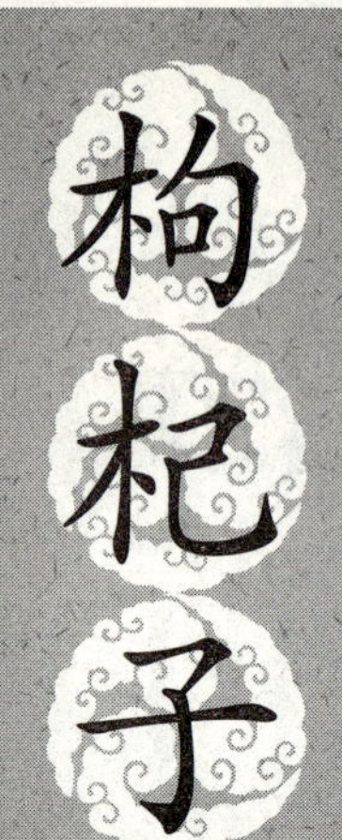

【性味归经】性平，味甘，归肝、肾经。

最佳用法

常用于滋养肝肾的方剂中，为药食同源材料，用量上的限制不严格，一般为10~20克；可泡软后直接生吃，还可以用来煮粥、炖汤；经常被用于泡茶饮用。

《神农本草经》中称，枸杞子“久服坚筋骨，轻身不老，耐寒暑”。枸杞子是古今养生的上佳选择，有延年益寿之功，常用于虚劳精亏、腰膝酸痛、眩晕耳鸣、内热消渴等症。

猪肝枸杞子汤，补血养肝好药膳

▶ 猪肝100克，枸杞子30克，盐、香油各适量。将猪肝洗净，切成片；枸杞子用水泡软，沥干水分。锅中加水烧开，下入猪肝、枸杞子煮至猪肝熟透，加盐、香油调味即成。佐餐食用。

猪肝和枸杞子都具有养血活血、滋养肝脏的功效，两者搭配，补血养肝效果更好，可改善肝血不足所致的头晕、眼花等症。

枸杞子蒸鸡，增强体质、提高免疫力

▶ 枸杞子30克，鲜净鸡1只，蒸鸡料包1小袋。将枸杞子泡软，沥干水分后装入鸡腹内，加入蒸鸡料包揉匀，使鸡肉均匀地沾满调料，然后放入蒸锅中蒸1~2小时即成。佐餐食用。

滋补肝肾的枸杞子搭配营养丰富的鸡肉，能调中补虚，增强体质，提高免疫力，非常适合体虚的人食用。

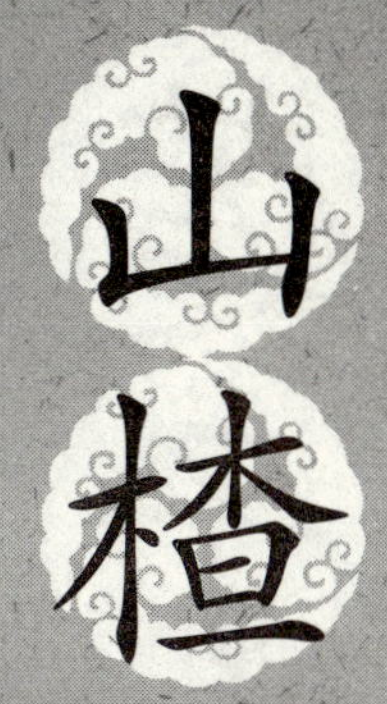

【性味归经】性微温，味甘、酸，归脾、胃、肝经。

最佳用法

鲜品可直接当水果食用，也可以用来煮粥、炖汤；干品多用于方剂、茶饮中，干品用量一般在10~20克，有时也多达30克，生品可加倍。

酸酸甜甜的山楂，不论是鲜品还是干品，都具有健脾开胃、消导食积、活血化瘀的功效，对于肉食滞积引起的消化不良具有改善作用。

肉桂山楂茶，促进消化、预防食积

▶ 肉桂3克，鲜山楂5个（干山楂10克），红糖适量。肉桂洗净，切块；山楂洗净，去核。将山楂、肉桂一起放入锅中，加入适量水，大火煮沸后转小火煎煮30分钟，滤渣，加红糖调味即成。代茶饮用。

这道茶对胃寒引起的胃脘满闷作痛、厌食、消化不良等有缓解作用。脾胃虚寒的小儿，适量饮用肉桂山楂茶，能温胃散寒，促进消化，预防食积。

山楂玫瑰茶，缓解痤疮、红润肌肤

▶ 玫瑰花9克，干山楂15克。将玫瑰花洗净；山楂洗净，切片。将玫瑰花、山楂一起放入杯中，冲入沸水闷泡5~10分钟。代茶饮用。

山楂与玫瑰花搭配，具有疏肝理气、活血化瘀的功效，对气滞血瘀引起的面部痤疮、皮肤瘙痒、色斑等有缓解作用。另外，山楂玫瑰茶有活血养血的功效，经常饮用，能让脸部肌肤变得更加红润娇艳。

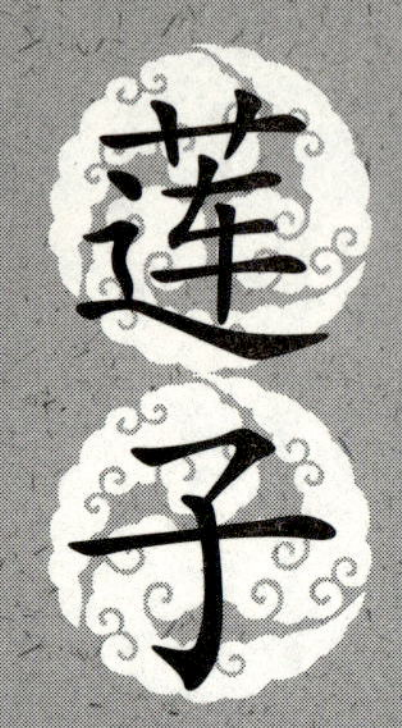

莲子

【性味归经】性平，味甘、涩，归脾、肾、心经。

最佳用法

鲜品可直接食用；干品用于普通方剂中，用量一般为5~20克；常用来煮粥、炖汤、煮甜品；莲子心常用来泡茶饮用。

莲子是常见的药食两用材料，有很好的滋补作用。莲子“享清芳之气，得稼穑之味，乃脾之果也”，具有健脾养心、益智安神等功效。

莲子猪肚，补益脾胃的传统药膳

▶ 猪肚1具，干莲子30颗，盐、香油、葱段、姜片、蒜各适量。将猪肚洗净，装入莲子，用线缝合，放入锅内，加适量清水炖至熟透，捞出晾凉。猪肚切细丝，同莲子一起放入盘中，加调料拌匀。佐餐食用。

莲子清心醒脾、补脾止泻，猪肚补益脾胃。两者搭配，对脾胃虚弱导致的消瘦、消化不良、营养不良、腹泻等有改善作用。

更年期心情烦躁，试试莲心甘草茶

▶ 生甘草3克，莲子心3~5克。将生甘草、莲子心一起放入杯中，冲入沸水闷泡10~15分钟，加冰糖调味即成。代茶饮用。

莲子心性寒，味苦，具有清心除烦的功效。更年期心、肾等功能下降，容易出现心情烦躁、失眠、健忘等多种症状，这时用莲子心搭配生甘草一起泡茶饮用，能清心安神，助睡眠。

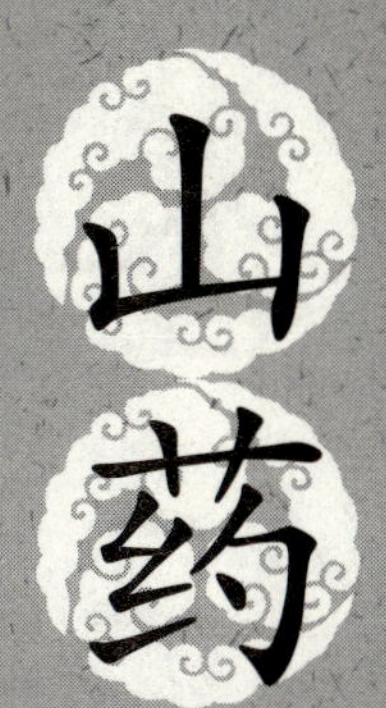

山药

【性味归经】性平，味甘，归脾、肺、肾经。

最佳用法

鲜品当蔬菜食用，可炒菜、炖汤、煮粥等；干品多用于中药方剂中，用量一般为10~15克，还可以用来煮粥、炖汤做成药膳。

山药因其营养丰富，自古以来就被视为物美价廉的补虚佳品。鲜山药既可作主粮，又可作蔬菜，还可以制成糖葫芦等小吃，更为可贵的是，它具有健脾养胃、理气消食的功效。山药干品是常用健脾中药，养生效果也不错。

山药粥，补益脾胃、促进消化

▶ 鲜山药50克，粳米100克，冰糖适量。鲜山药去皮，洗净，切丁。粳米淘洗干净，放入锅中，加入适量水、山药丁煮成粥，加冰糖调味即成。佐餐食用。

山药含有淀粉酶、多酚氧化酶等物质，有利于改善脾胃消化吸收功能，是一味平补脾胃的药食两用之品，对脾胃虚弱所致的食少体倦、消化不良等具有改善作用。

三宝羹，健脾养胃、改善食积

▶ 南瓜、鲜山药、甘薯各50克，熟芝麻少许。南瓜、山药、甘薯分别去皮，洗净，切小块，放入锅中蒸熟，取出晾温后放入料理机中，加入适量温开水搅成泥，盛入碗中，撒熟芝麻即成。佐餐食用。

山药搭配南瓜、甘薯，具有很好的健脾养胃功效，对因脾胃虚弱导致的小儿食积有改善作用。

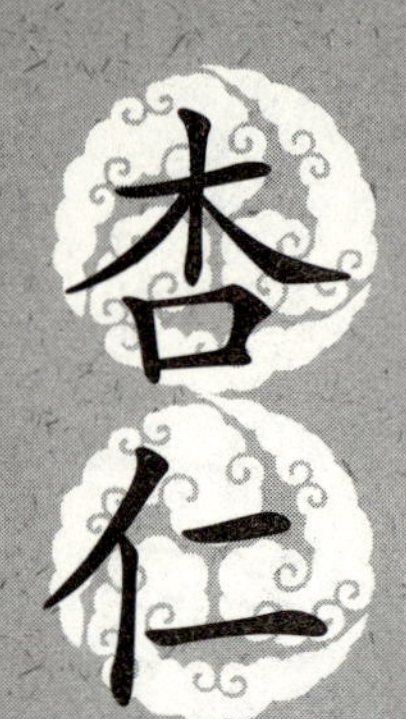

杏仁

【性味归经】性温，味苦，归肺、大肠经。

最佳用法

甜杏仁多当零食食用；苦杏仁常用于中药方剂中，用量一般为6~15克。外用适量。

杏仁可分为甜杏仁、苦杏仁两种，甜杏仁多用作食品，苦杏仁多作药用，为辅助治疗外感咳嗽、喘息、喉痹、肠燥便秘的常用中药。

杏仁，润肠燥、防便秘

苦杏仁味苦下气，且富含脂肪油，脂肪油能提高肠内容物对黏膜的润滑作用，所以杏仁具有润肠通便的功效。老年人由于脏腑功能退化，容易出现便秘；秋冬季气干燥，且大量进补，容易伤阴，患上肠燥便秘；身体火气大，口干舌燥、大便干结、排便不畅……这时，都可以用杏仁煮粥食用，或者泡茶饮用，以润肠燥，预防和改善便秘。

杏仁鸡蛋面膜，软化角质、滋润皮肤

▶ 苦杏仁、鸡蛋清各适量。将杏仁研成膏，加鸡蛋清调匀。洁面后均匀地将面膜涂抹于脸部，15分钟后用温水洗净。每周1~2次。

现代研究发现，杏仁中所含的脂肪油具有软化皮肤角质、润泽护肤的功效。因此，经常用杏仁做面膜敷脸，能软化角质、滋润皮肤，让皮肤水润水润的。

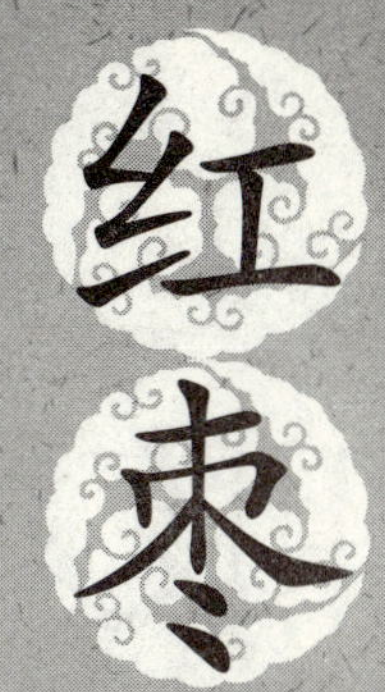

【性味归经】性平，味甘，归脾、胃经。

最佳用法

鲜品可当水果直接食用；干品也可以直接食用，但一般用于煮粥、炖汤或用来做馅儿，也常用于益气养血的方剂中。

红枣是益气养血、养心安神的佳品，自古以来就被列为“五果”（桃、李、梅、杏、枣）之一。红枣最突出的特点是类黄酮、维生素C含量高，因此人们把红枣誉为“天然的维生素丸”，是人体增加免疫力、抗衰老的必备之品。

红枣百合莲子粥，缓解更年期烦躁不安

▶ 红枣5~10颗，莲子、百合各10克，小米100克。将所有材料洗净，放入锅中，加入适量水煮成粥。佐餐食用。

红枣具有安神养血的功效，搭配养心安神的莲子和养阴润燥、生津止渴的百合，能起到养心安神、镇定情绪的作用。更年期女性容易烦躁不安、失眠，不妨多喝这道红枣百合莲子粥，以安定心神，帮助睡眠。

换季防过敏，多喝红枣茶

▶ 红枣10颗，洗净，放入锅中，大火煮沸后转小火煮30分钟。吃红枣，饮茶。

红枣中含有大量的抗过敏物质，可缓解过敏反应的发生。春季鲜花烂漫，但有的人对花粉过敏；季节交换，气温变化不定，过敏性鼻炎患者病情容易反复……这时都可以喝一些红枣茶，以提高身体的抗过敏能力，预防过敏症的发生。

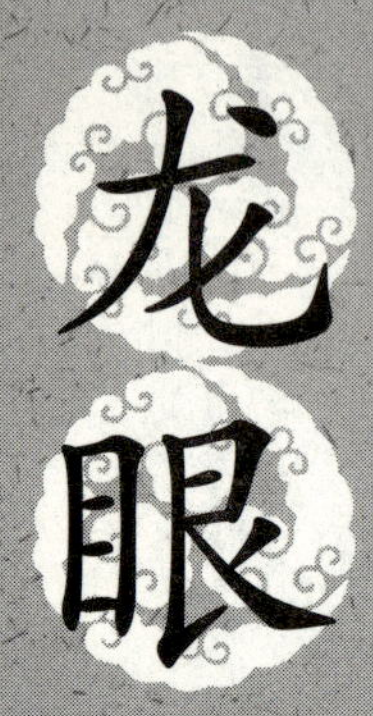

龙眼

【性味归经】性平，味甘，归心、肝、脾经。

最佳用法

鲜品当水果直接食用，也可以入菜，还可以搭配红枣等炖成甜汤，可益气养血、美容养颜；干品可以直接食用，也可以入药，用量一般为5~15克，还可以入菜。

龙眼有一个常见的名字叫桂圆，因其种子圆墨光泽，种脐突起呈白色，看似传说中龙的眼睛，所以得名。龙眼肉质极嫩，汁多甜蜜，美味可口，而且营养价值极高，具有补虚、养血等功效，是很好的滋补材料。

龙眼粥助睡眠

▶ 龙眼肉15克，粳米100克，共同煮粥，晚餐食用。

龙眼具有补血养心、安神益智的功效，对心血不足所致的失眠、健忘、惊悸等有缓解作用。现代人工作压力大，容易失眠；更年期女性内分泌失调，也容易心烦气躁、失眠多梦，这时都可以用龙眼搭配其他食物一起，滋养心血，缓解失眠症状。

龙眼红糖粥，坐月子补虚养血必备

▶ 干龙眼肉10颗，小米100克，红糖适量。小米淘洗干净，与干龙眼肉一起放入锅中，加入适量水煮成粥，加红糖调味即成。

龙眼、红糖是女性产后重要的调补食物，具有补血养血、养心安神、调中补虚的功效，经常食用有助于体力恢复，也有益于调理气血、美容养颜。

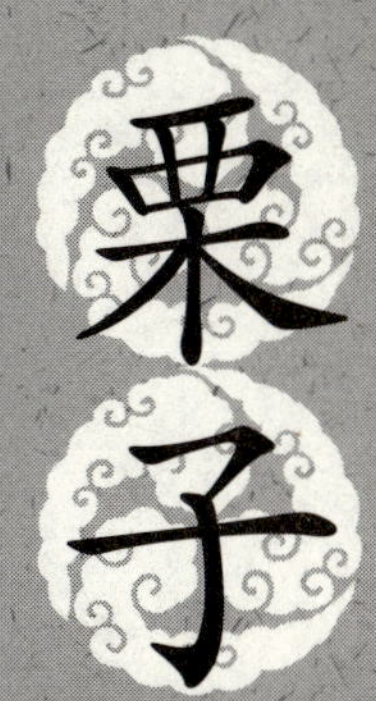

【性味归经】性平，味甘、微咸，归脾、肾经。

最佳用法

直接购买糖炒栗子食用，味道甜糯；也可以生吃，还可以用来煮粥、炖汤、炒菜等。

栗子素有“干果之王”的美誉，可代粮，与红枣、柿子并称为“铁杆庄稼”“木本粮食”，是一种物美价廉、富有营养的滋补品。适量食用栗子，具有保养肠胃、止痛止血、延年益寿的功效。

栗子枸杞鸡汤，补肾防衰老

▶ 栗子 100 克，鸡 1 只，枸杞子 20 克，姜片、盐各适量。栗子去掉外壳，洗净；鸡肉去除内脏，洗净，切块，冷水下锅，煮净血水，捞出冲净；枸杞子泡软。将鸡肉、栗子、枸杞子、姜片一起放入锅中，加入适量水，大火煮沸后转小火炖至鸡肉熟烂，加盐调味即成。佐餐食用。

栗子具有补肾壮腰、强筋壮骨等功效，与营养丰富、调虚补中的鸡肉，以及补肾阴、清肝明目的枸杞子搭配，能强肾壮腰，帮助缓解肾虚所致的腰膝酸软、四肢乏力、小便清长等症状。此外，栗子富含维生素 C，能帮助维持血管、肌肉的正常功能，可以预防和改善筋骨疼痛。

栗子糊止小儿腹泻

▶ 栗子 50 克，冰糖适量。栗子蒸熟，去壳，碾碎，与冰糖一起下锅，加适量水煮成糊状，喂食给小儿吃即可。

本方能健脾养胃、止泻，适用于小儿脾虚所致的消化不良、腹泻。

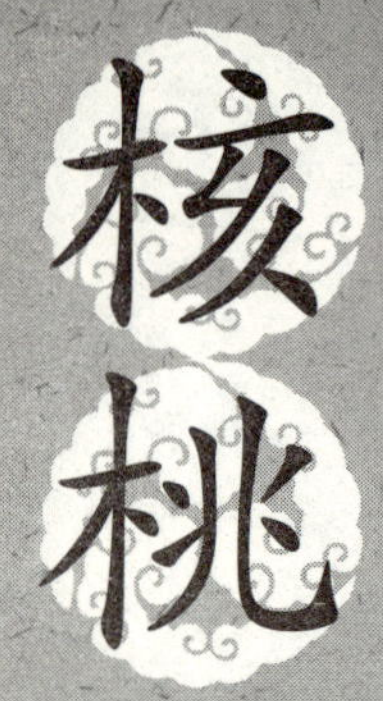

核桃

【性味归经】性温，味甘，归肾、肺、大肠经。

最佳用法

去壳后直接食用；可以用来煮粥，搭配韭菜炒菜，或者炖汤；还可以烤制后做零食。

核桃与杏仁、腰果、榛子并称为“四大干果”，不仅味美，而且营养价值也很高，被誉为“万岁子”。核桃是健脑益智、补肾养阳的常用品，经常食用，可益肾精、健大脑。

核桃仁蜜粥，最简便的补肾药膳

▶ 核桃仁30克，粳米100克，蜂蜜少许。将粳米、核桃仁一起放入锅中，加入适量水煮成粥，晾温后加蜂蜜调味即成。佐餐食用。

核桃仁具有补肾强腰的功效，有“长寿之果”的美誉。经常食用核桃，能缓解肾虚所致的腰腿酸痛、须发早白、头晕目眩、耳聋耳鸣等症状。

葡萄干核桃粥，为大脑补充营养

▶ 核桃仁50克，葡萄干20粒，紫米100克，蜂蜜适量。将紫米放入锅中，加入适量水，大火煮粥后转小火熬煮20分钟，关火，晾温后放入核桃、葡萄干、蜂蜜搅匀即成。佐餐食用。

核桃仁含有较多的蛋白质及人体必需的不饱和脂肪酸，这些成分皆为大脑组织细胞代谢必需的重要物质，能滋养脑细胞，增强脑功能。

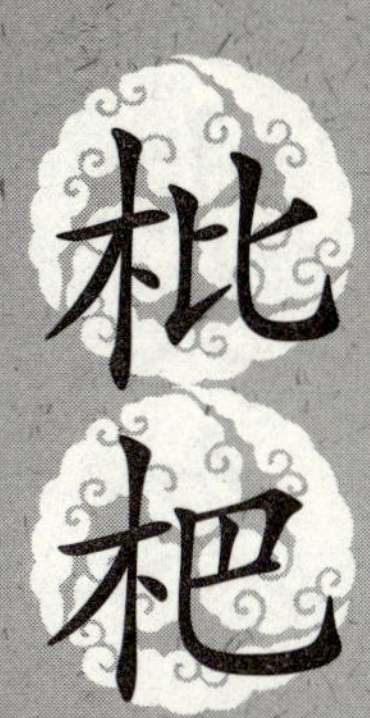

【性味归经】枇杷：性平，味甘、酸，归肺、胃经。枇杷叶：性凉，味苦，归肺、胃经。

最佳用法

枇杷鲜果一般当水果直接食用，有时也用来煮汤；枇杷叶一般用于止咳化痰、润肺清肺的方剂中，用量一般为10~20克。

枇杷是南方初夏的应季水果，甘甜多汁，美味可口，具有生津止渴、清热润肺等功效，对内火炽热引致的咳嗽、咽痛不适具有缓解作用。枇杷叶是润肺的佳品，常用于止咳方剂之中。

枇杷莲藕汤，清热润肺防秋燥

▶ 枇杷200克，莲藕150克，冰糖少许。将莲藕洗净，去皮，切片；枇杷洗净，去皮、去核。将莲藕与枇杷一起放入锅中，加入适量水熬至莲藕熟透，加冰糖调味即成。佐餐饮用。

枇杷和莲藕都具有清热润肺、养阴生津的功效，秋季的时候适量食用，不仅能预防肺燥，还能预防肠燥。

枇杷叶茶，预防和缓解流行性感冒

▶ 枇杷鲜叶5片。将枇杷鲜叶洗净，放入锅中，加入适量水煎取药汁。代茶饮用。

枇杷树浑身是宝，不仅枇杷果实可以当水果食用或入菜，枇杷叶也有妙用——润肺止咳，预防感冒。在流行性感冒高发的季节，适量喝枇杷叶茶，能预防和缓解流行性感冒。

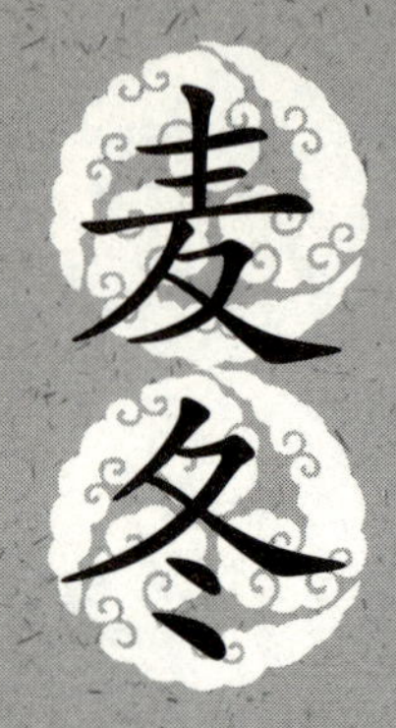

麦冬

【性味归经】性微寒，味甘、微苦，归心、肺、胃经。

最佳用法

常用于普通方剂中，用量一般为5~12克；也可用来煮粥、炖汤、泡茶等。外用适量。

麦冬，又叫麦门冬，是养阴润肺、益胃清心的良药，适用于阴虚肺燥所致干咳少痰、津少口渴、心烦失眠、肠燥便秘等症。用麦冬做药膳食用，长期坚持，能润燥生津，养肺、胃、心阴。

西洋参麦冬茶，强身补气、改善体虚症状

▶ 西洋参3克，麦冬10克。西洋参、麦冬洗净，切片，水煎取汁，代茶饮用。

西洋参是一种“清凉参”，具有补气养阴的功效，能养肺阴、清肺火；麦冬是补阴药，具有养阴润肺、益胃生津、清虚火、生津止渴的功效。两者搭配，对体质虚弱、精力不济、倦怠疲乏等有缓解作用。

麦冬百合茶，润肺养阴防秋燥

▶ 麦冬、百合各15克。将麦冬、百合放入砂锅中，加入适量水，小火煎沸20分钟左右，滤渣取汁。代茶饮用。药渣可再煎服用。

麦冬和百合都是补阴药，都具有养阴润肺的功效。经常喝麦冬百合茶，能预防肺燥。另外，秋季天气干燥，容易引起呼吸道疾病，适当喝麦冬百合茶，能养阴生津、润肺除燥，预防咳嗽等秋燥引起的不适症状。

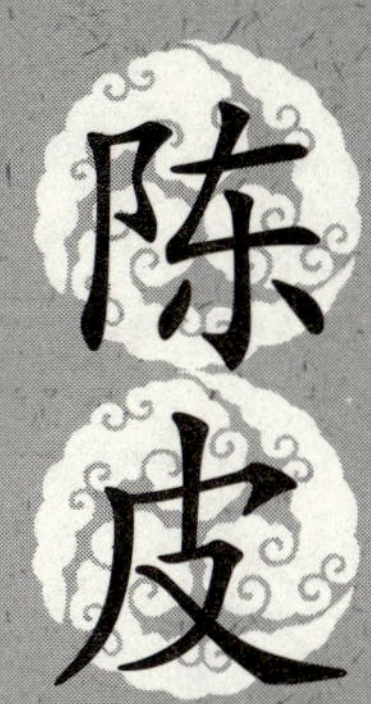

陈皮

【性味归经】性温，味辛、苦，入脾、胃、肺经。

最佳用法

常用中药，用量一般为5~25克；也用于泡茶、煮粥有助于止呕、缓解胸闷；还常用与肉类的烹调，增香体味。

陈皮，即橘皮。《本草纲目》中对陈皮的作用进行了详细地记载：“橘皮能泻能燥，辛能散，温能和，其治百病。总是取其理气燥湿之功，同补药则补，同泻药则泻，同升药则升，同降药则降。”中医认为，陈皮有理气健脾、燥湿化痰的功效，常用于胸脘胀满、食少吐泻、咳嗽痰多等症。

孕早期呕吐，适量喝陈皮茶

▶ 陈皮10克，洗净，放入杯中，冲入沸水，加盖闷泡20分钟。代茶饮用。

陈皮所含挥发油具有芳香理气的功效，对胸腹胀满、胸闷、心烦等症状有缓解作用。孕早期时，由于激素的影响、子宫增大压迫胃部，孕妈妈会感到胸闷、想呕吐，这时适量喝陈皮茶，能缓解以上症状。

陈皮雪梨粥，润肺、化痰、止咳

▶ 雪梨1个，陈皮10克，粳米100克，冰糖适量。将梨洗净，去核，切块；粳米淘洗干净。将粳米、雪梨块、陈皮一起放入锅中，加入适量水煮至粥熟，加冰糖调味即可。佐餐食用。

雪梨能养阴润肺，陈皮能理气化痰。这道粥具有理气健脾、燥湿化痰等功效，对感冒咳嗽痰多具有缓解作用。

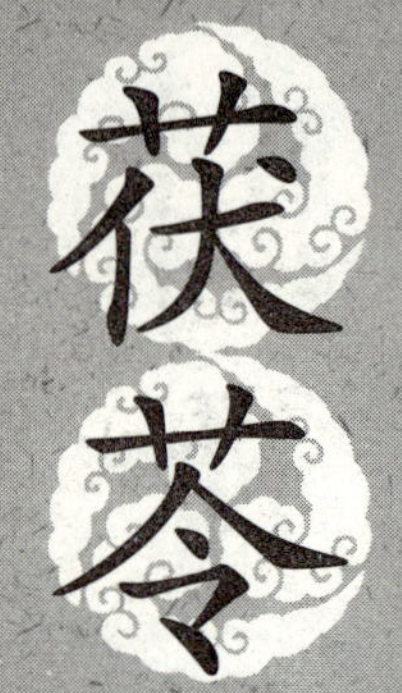

茯苓

【性味归经】性平，味甘、淡，归心、脾、肺经。

最佳用法

常用于普通方剂中，用量一般为5~15克；也用来泡茶、煮粥、炖汤。

茯苓是利水渗湿之要药，具有利尿消肿、补益脾胃、增强食欲、养心安神、缓解失眠等多种功效，是排毒养颜、减肥瘦身的药膳佳品。

巧用茯苓，排毒养颜、红润肌肤

▶ 茯苓米酒方：茯苓、米酒各适量。将茯苓削成如红枣一样的方块，放在干净的瓷罐中，然后倒入米酒没过茯苓，用纸密封好。3个月之后再打开，茯苓的颜色就像饴糖一样。每天取1块茯苓食用，长期坚持。

▶ 菊花茯苓散：白菊花、茯苓各500克。农历九月初九采白菊花，洗净，晒干，然后加入茯苓，一起研成细末。每次服6克，用温酒调服，每日3次。

人体就是一个网络，由经络联系五脏六腑、各组织器官，各个脏腑看似独立，其实每个脏腑的变化对整个"网络"都有着重要的影响。例如脾胃虚弱，就会影响到食物的消化、水谷精微的运化。消化不良有可能导致便秘，使体内毒素堆积而引起色斑、皮肤萎黄等。脾失运化，皮肤若得不到濡养，就会出现面色苍白无华、发黄等症状。茯苓具有利水渗湿、补中健脾等功效，能祛除身体水肿，健脾胃，使脾的功能正常，使各组织器官得到充分的濡养。脾胃功能健旺，体内无水湿停滞，则皮肤得到充分滋养，肯定会变得娇艳无比。

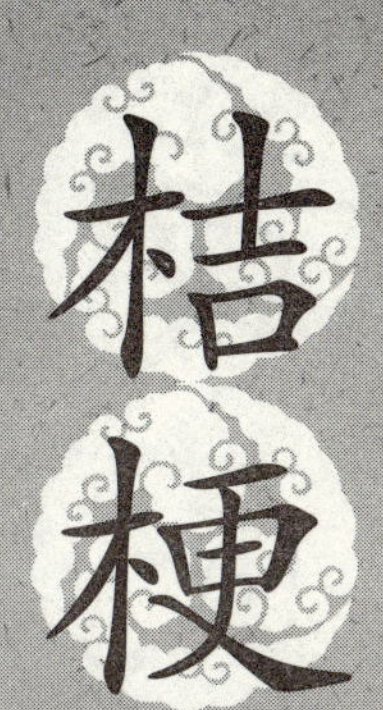

桔梗

【性味归经】性微温，味苦、辛，归肺经。

最佳用法

常用于止咳化痰方剂之中，用量一般为5~15克，用量大的有时超过30克。

很多人一听到桔梗这个药名，很可能会想到橘子，其实它跟橘子关系不大，而是桔梗科植物桔梗的根。桔梗辛散苦泄，能宣开肺气、化痰止咳，对咳嗽痰多、胸闷不畅、咽喉肿痛具有缓解作用。

巧用桔梗，祛痰又止咳

▶ 桔梗茶：桔梗10克，蜂蜜适量。将桔梗择净，放入杯中，冲入沸水闷泡15分钟，晾温后加蜂蜜调味即可。代茶饮用。可化痰利咽，适用于慢性咽炎、咽痒不适、干咳等。

▶ 桔梗汤：桔梗10克，甘草5克。将桔梗、甘草一起放入锅中，加入适量水煎取药汁。每日1剂。可清热化痰，适用于肺痈、肺燥咳嗽等。

▶ 罗汉果桔梗饮：桔梗30克，罗汉果20克。将桔梗切片，罗汉果洗净，捏碎。将桔梗片、罗汉果放入炖锅内，加适量水，大火煮沸后小火煎30分钟，取药汁。每日1剂，分2~3次服用。可清肺润肠、止咳，适用于慢性支气管炎咳嗽等。

桔梗归肺经，具有宣肺祛痰、排脓消痈的功效，对咳嗽痰多、咳痰不爽、咳吐脓血、咽痛嘶哑等有缓解作用。因此，中医临床上常将桔梗用于止咳化痰的方剂中，以祛痰、止咳。用桔梗搭配其他食物做成药膳，也能起到祛痰止咳的作用。

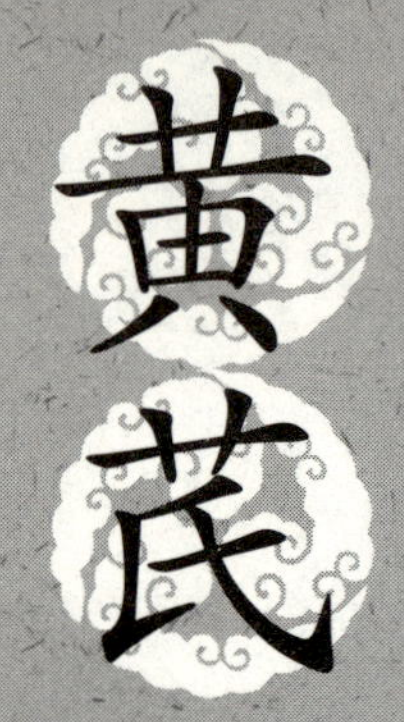

【性味归经】性温，味甘，归脾、肺经。

最佳用法

泡茶或用于方剂中，用量一般为 5~20 克；也用于煮粥；烧肉时加黄芪，可增加滋补作用。

黄芪自古就是有名的补气药。《本草纲目》中说黄芪："耆者，长也，黄芪色黄，为补药之长。"黄芪对气虚乏力、中气下陷、血虚萎黄、内热消渴等具有缓解作用。黄芪还分炙黄芪和生黄芪，其中炙黄芪擅长益气补中，生黄芪主要用于固表托疮。

花生红枣黄芪粥，益气活血、红润肌肤

▶ 花生、红枣各 30 克，黄芪 20 克，粳米 150 克。将花生、红枣洗净，红枣去核；粳米淘洗干净。将所有材料放入锅中，加入适量水煮成粥。佐餐食用。

这道粥具有益气活血的功效。女性以血为本，气血充足，肌肤自然红润有光泽。

黄芪鲤鱼汤，振奋精神、增强体质

▶ 生黄芪 30 克，鲜鲤鱼 1 条，生姜、盐各适量。将鲤鱼宰杀，洗净；生姜洗净，切片。将鲤鱼、生姜片与黄芪一起放入锅中，加入适量水，大火煮沸后转小火炖 1 小时，加盐调味即成。佐餐食用。

这道药膳对中气不足所致的精神不振、少气无力、免疫力低下等有改善作用。

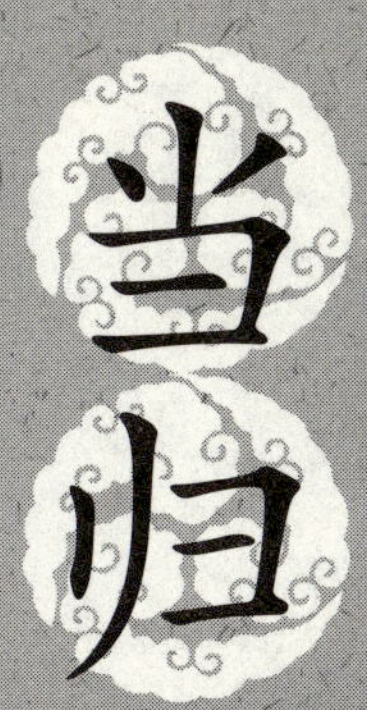

【性味归经】性温，味甘、辛，归心、肝、脾经。

最佳用法

常用于养血活血方剂中，用量一般为6~12克；也可用来煮粥、炖汤、泡药酒等。

当归是补血活血之要药，常用于妇科疾病的调养方中，对血虚引起的面色发黄、头晕眼花、心慌失眠以及月经不调、痛经、闭经等有效。此外，当归还具有保肝养肝的作用，适量服用能养肝血、护肝气。

当归鲫鱼汤，调中补虚、养血补血

▶ 净鲫鱼1条，当归片、盐、姜片各适量。将鲫鱼、当归片、姜片一起放入锅中，大火煮沸后转小火炖1小时，加盐调味即成。佐餐食用。

当归具有养血补血、调经止痛等功效；鲫鱼营养丰富，具有温中补脾的作用。两者搭配煮汤，可补虚损、强身体，还能缓解痛经，非常适合月经期的女性食用。

当归酒，补血养血、美容养颜

▶ 当归30克，米酒500毫升。将当归，切碎，放入米酒中，密封3个月。每天睡前取10毫升饮用，长期坚持。

当归是很好的补血养血中药。现代研究发现，当归能扩张机体的外周血管，对抗红细胞膜脂质的过氧化作用，使红细胞不易被破坏，从而保持肌肤红润。

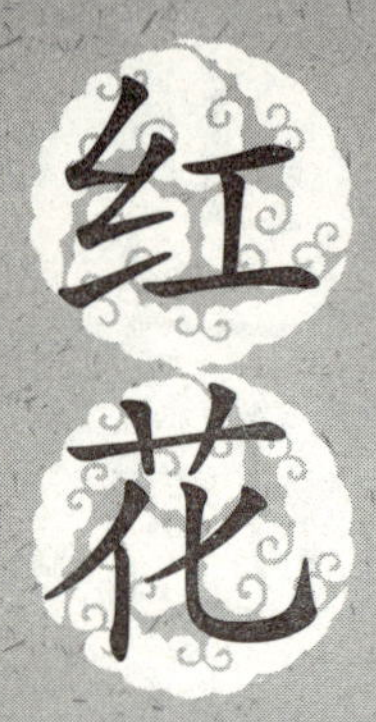

红花

【性味归经】性温，味辛，归心、肝经。

最佳用法

鲜红花一般捣汁后使用；干品用于普通方剂中，水煎，用量5~10克。外用适量。

红花具有活血、止痛、散肿通经的功效，对血瘀引起的闭经、痛经、月经不调，以及跌打损伤引起的血瘀肿痛等有较好的疗效。

黑豆红花饮，缓解血瘀型痛经

▶ 黑豆30克，红花6克，红糖适量。将黑豆、红花放入锅内，加适量水，用大火煮沸后改小火煮至黑豆熟烂，除去黑豆、红花留汁，加红糖搅匀即成。月经期间每日服2次，每次服10毫升。

血瘀型痛经者在月经期间适量饮用黑豆红花饮，能活血通经、散瘀止痛，缓解经血不畅、痛经等症状。

红花茶，缓解非正常闭经

▶ 红花5克，桃仁、红茶各3克。将桃仁磨成粉末，与红花、红茶一起放入杯中，冲入沸水闷泡10分钟左右。代茶温饮，每日1剂，茶渣可再次冲泡。

红花是调血之要药，具有破血、行血、和血的功效。非正常闭经的女性，适量喝红花茶，能调理全身气血运行，对月经恢复有益。

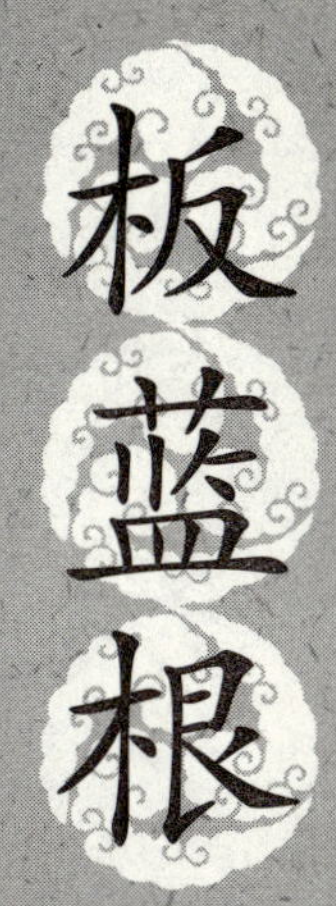

【性味归经】性寒，味苦，归肺、胃经。

最佳用法

常用来泡茶；用于清热解毒的中药方剂中，水煎，用量为5~15克；中成药中常用的是板蓝根颗粒，能清热祛火，适用于风热感冒。

板蓝根，想必很多人对它都很熟悉，因为它是药店里的销售明星，经常被人们购买用于预防和缓解感冒。板蓝根具有清热解毒、凉血消肿、利咽等功效，对风热感冒所致的咳嗽、咽喉肿痛以及热毒引致的疮毒、腮腺炎等有疗效。

板蓝根茶，预防和缓解流感

▶ 板蓝根2克，放入锅中，加入适量水煎取药汁。或板蓝根颗粒1包，加沸水冲泡。每日2剂，连服3天。

研究表明，板蓝根内含多种抗病毒物质，具有抗病毒、抗菌、解热、消炎、调节免疫力等功效。春季细菌繁殖快，气温变化快，容易引发感冒，饮用板蓝根茶可达到预防效果。

板蓝根野菊花汁，清热解毒、泻火明目

▶ 板蓝根20克，野菊花10克。将板蓝根、野菊花一同放入砂锅中，加入适量水，中火浓煎2次，每次30分钟，合并2次药汁即成。每日1剂，早、晚分服。

板蓝根、野菊花搭配使用，具有清热解毒、泻火明目的功效，对于疮疖皮肤红肿疼痛、发热等有缓解作用。

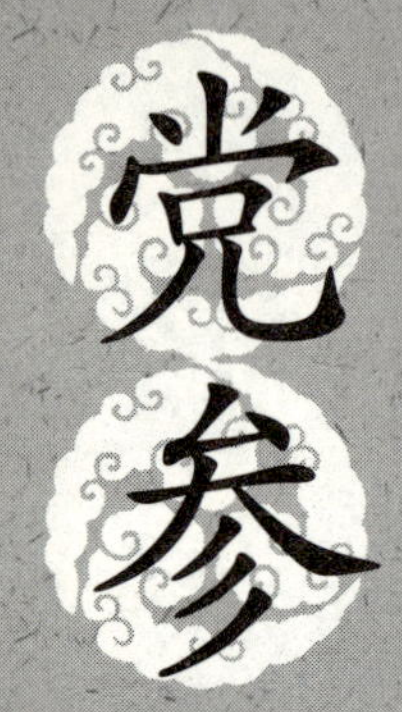

党参

【性味归经】性平，味甘，归脾、肺经。

最佳用法

党参一般生用，但为了加强其健脾作用，亦可炒用。常用量为10~15克，水煎服。也可研成粉末，吞服或用温酒、温水等调服。

党参是一味传统的补益药，具有补中益气、生津养血的功效，功能与人参近似，常作为人参的替代品以改善气虚引起的各种症状。但是，党参的作用比人参要弱一些，是一味缓补的药品，若要用党参进补，宜在医生的指导下长期坚持。

党参红枣茶，益气安神、温中补虚

▶ 党参10克，红枣10颗。将党参、红枣洗净，一起放入锅中，加入适量水，大火煮沸后转小火煎煮30分钟。取药汁，代茶饮用。

党参是补气药，能补肺健脾；红枣有养血补血的功效，还能益气安神。两者搭配使用，能益气安神、温中补虚，对精神疲乏、倦怠自汗、头晕心慌等有缓解作用。

党参粥，让身体变得更加强壮

▶ 党参10克，粳米100克。党参水煎取汁，同粳米一起加水煮粥。佐餐食用。

体质虚弱的人经常食用党参粥，能强健身体，改善倦怠、乏力、头晕、心慌、面色萎黄等症状。

【性味归经】 性温，味甘、微苦，归肝、胃、大肠经。

最佳用法

多用于中药方剂中，用量为6~15克，水煎服；也常研成粉后用温水送服；外用适量。

三七又名田七，李时珍称其为“金不换”，是中药材里的一颗明珠。清代名医赵学敏在《本草纲目拾遗》中说“人参补气第一，三七补血第一，味同而功亦等”。可见，三七是“中药之最珍贵者”。

用三七粉敷脸，深层清洁、滋润肌肤

▶ 三七粉、蜂蜜各适量。将三七粉、蜂蜜调匀成糊状，即成面膜。洁面后将三七粉面膜均匀地涂抹于脸上，15分钟后用温水洗净。每周2~3次。

现代研究发现，三七能滋润和清洁皮肤，对面部黄褐斑有一定的改善作用，因此三七是许多面膜、洁面霜、祛斑霜等产品的主要成分之一。

三七红枣炖鸡，健体魄、抗衰老

▶ 三七5克，红枣4颗，鸡肉300克，盐适量。红枣去核，洗净；三七切片；鸡肉去皮，洗净后切块。将三七、红枣、鸡肉放入炖盅内，加入凉开水至八成满，大火隔水炖2~3小时，加入盐调味即成。佐餐，饮汤食肉。

三七具有补血养血的功效，与益气补血的红枣、调中补虚的鸡肉搭配，能补气养血，强健身体，提高机体免疫力，帮助身体抵抗自由基的侵袭。

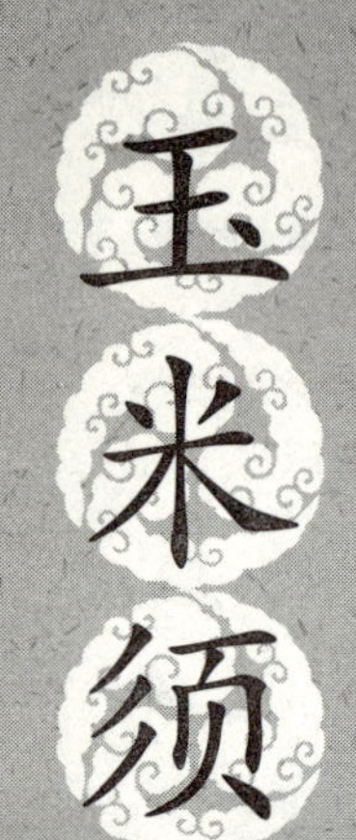

玉米须

【性味归经】性温，味辛、微苦，归肝、肾、膀胱经。

最佳用法

常用于中药方剂中，用量一般为5~30克，水煎；或烧炭存性研末后，用温水送服。

夏秋季节吃玉米，很多人会把玉米须扔掉，这其实是一种浪费。要知道，玉米须可是一味中药，又称“龙须”，有广泛的预防保健用途，如利尿消肿、排毒瘦身、降低血脂、血压、血糖等。

玉米须茶，利尿、降血压

▶ 玉米须30克。将玉米须放入锅中，加入适量水煎煮30分钟，取汁。代茶饮用。

玉米须是利尿消肿的良药，可利水消肿、祛湿利尿，另外还有降血压作用，中医临床上常用玉米须辅助治疗由肾炎引起的高血压。

夏季暑气重，多喝龙须茶

夏秋季是吃嫩玉米的季节，很多人都只顾“欣赏”嫩玉米的鲜美，却忽略了煮玉米的汤水——龙须茶。在中药学中，玉米须又称“龙须”，具有很好的预防保健作用。在吃玉米的同时，适量喝一些龙须茶，具有生津止渴、凉血泻热的功效，可以帮除去夏秋季节体内积存的湿热之气。

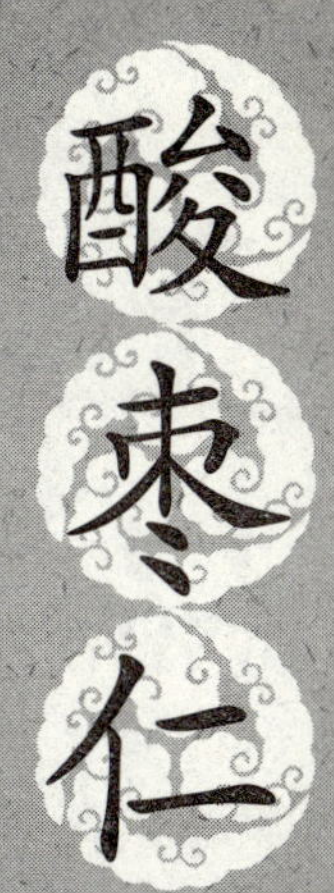

【性味归经】性平，味甘、酸，归心经。

最佳用法

常用于助眠的中药方剂中，用量通常为10~15克，可用来煮粥、煎汤；亦可研成粉末服用，每次3~5克。

现代社会，由于压力大、环境恶化等多种原因，失眠困扰着很多人，并影响了他们的工作和生活。《本草图经》中记载，酸枣仁“主烦心不得眠”，具有降低血压、安神镇静和调节神经的作用，对神经衰弱引起的失眠有良好疗效。

枸杞酸枣仁茶，安神助眠、改善记忆力

▶ 枸杞子、酸枣仁各10克，冰糖适量。将枸杞子、酸枣仁洗净，一起放入杯中，冲入沸水，加盖闷泡10分钟。代茶饮用。

枸杞子具有滋养肝肾、养血明目的功效；酸枣仁具有滋养心肝、安神助眠的功效。两者搭配，对心肾不交、肝气郁结等引起的失眠、记忆力减退、心烦意乱、神疲乏力等症有缓解作用。

更年期失眠，常喝酸枣仁粥

▶ 酸枣仁15克，粳米100克，冰糖适量。

将酸枣仁炒黄、捣碎，放入锅内加水煎30分钟，取药汁。粳米淘洗干净，加入适量水、药汁，煮至粥成，加冰糖调味即成。佐餐食用。

更年期女性或多或少都会遭遇到失眠的困扰。酸枣仁是养心安神的良药，适当喝些酸枣仁粥，能补血养阴、安定心神、改善睡眠。

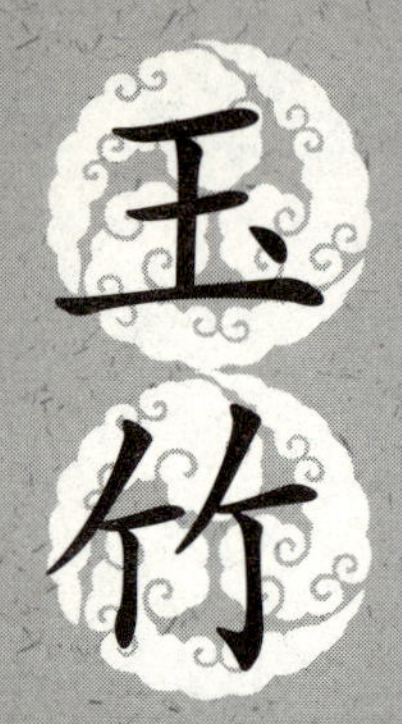

玉竹

【性味归经】性平，味甘，归肺、胃经。

最佳用法

常用于普通方剂中，用量一般为5~20克；可用来煮粥、炖汤、泡茶。不适合急症。

在《本草纲目》中，玉竹被称为药中上品，具有养阴润燥、除烦止渴等功效。现代研究表明，玉竹还具有降血压、降血糖、降血脂等保健作用。

玉竹粥，减胃火

▶ 鲜玉竹15克，粳米100克，冰糖少许。鲜玉竹洗净，去掉根须，切碎，放入锅中，加入适量水煎取浓汁，加入淘洗干净的粳米、适量水，煮至粥熟，加冰糖调味即成。佐餐食用。

玉竹具有滋阴润肺、生津止渴的功效，长期服用能降胃火，缓解因胃火炽盛引起的口干舌燥、口腔溃疡、小便黄等症状。

玉竹猪瘦肉汤，养阴、润肺、止咳

▶ 玉竹15克，猪瘦肉100克，姜片、盐各适量。将猪瘦肉切片，冷水下锅，煮净血水，捞出冲净。将玉竹、猪瘦肉片、姜片一起放入锅中，加入适量水，大火煮沸后转小火炖1小时，加盐调味即成。佐餐食用。

这道药膳具有养阴、润肺、止咳的功效，对热病伤阴引起的咽干咳嗽、心烦口渴，以及秋冬季节肺燥干咳等有缓解作用。

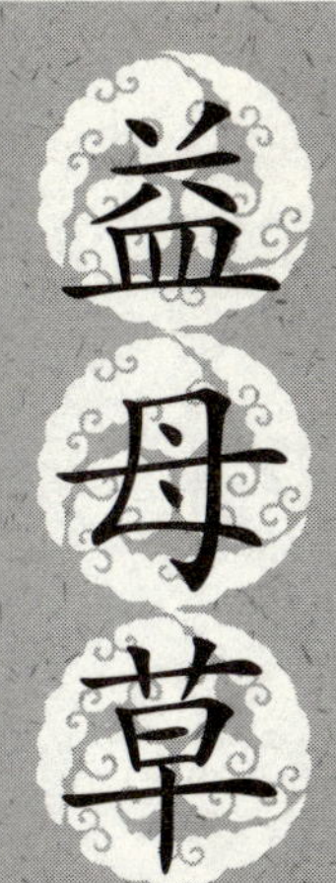

【性味归经】性微寒，味辛、微苦，入心、肝、膀胱经。

最佳用法

常用于中药方剂中，用量一般为6~15克，水煎；也常用来煮粥、煮鸡蛋。

益母草活血调经力优，为妇产科要药，故有“益母”之名。益母草还具有利水消肿、清热解毒、活血化瘀的作用，用于水肿、小便不利及疮痈肿毒等症。

益母山楂饮，轻松应对痛经

▶ 益母草、山楂各15克，冰糖适量。将益母草、山楂一同放入锅中，加入适量水，大火煮沸后再煎20分钟，去渣，加冰糖调味即成。代茶饮用。

益母草是中医临床上常用的妇科良药，与活血祛瘀的山楂搭配饮用，具有祛瘀通络的功效，对血瘀型痛经有缓解作用。

益母草薏米老鸭汤，清热祛湿一身轻松

▶ 益母草15克，薏米30克，老鸭半只，姜片、盐各适量。老鸭治净，切块。将老鸭、薏米、益母草一起放入砂锅中炖至鸭肉熟烂，加盐调味即成。佐餐食用。

祛湿气的薏米，清热化滞的益母草，搭配清热滋补的老鸭，非常适合夏季湿热邪气重时食用，能清热祛湿，令人一身轻松。而且，在炖汤的过程中，益母草独特的香草味被带出，能缓解心烦胸闷、食欲不振等症状。

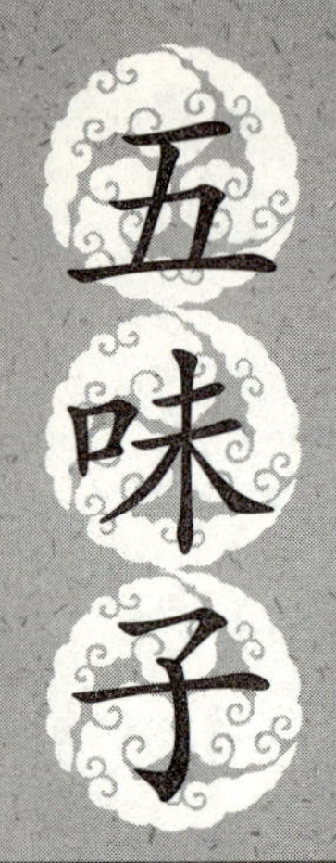

五味子

【性味归经】性酸、甘、温，归肺、心、肾经。

最佳用法

用于一般方剂中，常用量为2~6克。日常保健，可用来泡茶，入药膳等。

五味子是一味很特殊的中药，就是具有酸、苦、甘、辛、咸五种滋味，而一般的中药只有一种或两种味道。中医有“五味皆备而五脏皆治疗”的说法，具有很多养生保健功效，是延年益寿的佳品。五味子具有止咳、补肾宁心、益气敛汗等作用。

久咳不止，五味子鸡蛋来帮忙

▶ 五味子200克，鸡蛋10个。将五味子放入锅中，加入适量清水，煮沸30分钟。将药汁放凉后，将鸡蛋放入五味子汤中浸泡，5天后取出，放在冰箱中保存。每天去1个鸡蛋，煮熟后食用，7~20天为一个疗程。

《本草求原》中说“五味子，为咳嗽要药。”五味子擅长治慢性咳嗽，适用于肺金气阴损伤所致的老年慢性支气管炎。

健脑去疲劳，试试五味子洋参茶

▶ 五味子10克，西洋参5克。将材料洗净，放入茶杯中，冲入沸水，闷泡15分钟，代茶饮用。一日一剂，可经常喝。

研究表明，五味子能改善中枢神经系统功能，令人兴奋、工作效率提高。对于很多工作繁忙的上班族来说，容易出现疲劳、注意力不集中、记忆力减退等亚健康状况，不妨试试这道五味子洋参茶，能养阴益气、健脑益智，改善上述不适。

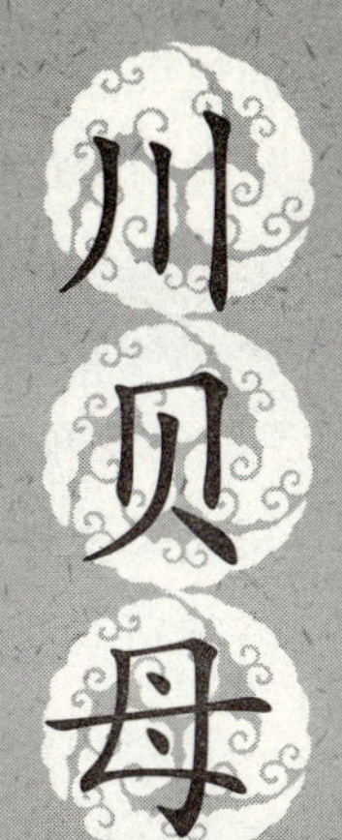

川贝母

【性味归经】性寒，味苦、甘，归肺经和心经。

最佳用法

常用于一般方剂中，推荐用量为3~10克，研磨成粉冲服，一次1~2克。川贝母价格较贵，可以在药店买到。

贝母性寒，味苦，能清肺热、化痰，又质地甘润，能润肺止咳，所以特别适合久咳不止、痰少而黏、咽干口渴、咯血等肺阴受损的病症。临床上经常用于急（慢）性气管炎、支气管炎，上呼吸道感染引起的咳嗽、痰少或有痰但咳吐不利的病人。

久咳不愈，试试贝母蒸梨

▶ 川贝母5克，雪梨1个，冰糖适量。将雪梨从中间一切为二，然后用刀尖将中间的梨核挖掉。将贝母和冰糖砸成碎末，放在梨中间挖出的坑中。将两半梨合在一起，放在一个小碗中，上屉用中火蒸40分钟即可。吃时将梨肉和贝母、冰糖汁拌在一起。

这道小方食疗效果很好，能宣肺化痰、止咳平喘。主治咳嗽日久不愈、痰多咽干，尤其适合小儿久咳。

阴虚咳嗽，常喝百合贝母粥

▶ 粳米50克，干百合9克，川贝母5克。粳米淘洗干净，百合、川贝母提前用清水浸泡1小时。锅中加水1500毫升，煮开后将粳米、川贝母下锅，待粥成之前10分钟下入百合，煮至材料熟烂即成。

贝母清热化痰，百合滋阴润肺，粳米健脾益胃，三者相配可达到祛痰润肺的效果，尤其适合肺炎、气管炎、支气管炎恢复期的患者食用。也可作为肺阴不足者的食疗佳品。

治疗咳嗽，试试川贝杏仁汤

▶ 川贝母6克，杏仁3克，冰糖少许。将杏仁去皮，与川贝母加清水适量，用大火煮沸后，放入冰糖，改用小火煮30分钟。喝汤，吃杏仁和贝母，每日临睡前服1次。

这道汤中用到了川贝母和杏仁，具有润肺化痰止咳的效果，适合慢性支气管炎等长期咳嗽者。